Hélène Le Buanec
Daniel Zagury

Maladies inflammatoires chroniques virales : vaccins thérapeutiques

Hélène Le Buanec
Daniel Zagury

Maladies inflammatoires chroniques virales : vaccins thérapeutiques

Production d'immunogènes dirigés contre les protéines virales extracellulaires Tat du VIH-1 et E7 du VPH-16

Presses Académiques Francophones

Impressum / Mentions légales

Bibliografische Information der Deutschen Nationalbibliothek: Die Deutsche Nationalbibliothek verzeichnet diese Publikation in der Deutschen Nationalbibliografie; detaillierte bibliografische Daten sind im Internet über http://dnb.d-nb.de abrufbar.
Alle in diesem Buch genannten Marken und Produktnamen unterliegen warenzeichen-, marken- oder patentrechtlichem Schutz bzw. sind Warenzeichen oder eingetragene Warenzeichen der jeweiligen Inhaber. Die Wiedergabe von Marken, Produktnamen, Gebrauchsnamen, Handelsnamen, Warenbezeichnungen u.s.w. in diesem Werk berechtigt auch ohne besondere Kennzeichnung nicht zu der Annahme, dass solche Namen im Sinne der Warenzeichen- und Markenschutzgesetzgebung als frei zu betrachten wären und daher von jedermann benutzt werden dürften.

Information bibliographique publiée par la Deutsche Nationalbibliothek: La Deutsche Nationalbibliothek inscrit cette publication à la Deutsche Nationalbibliografie; des données bibliographiques détaillées sont disponibles sur internet à l'adresse http://dnb.d-nb.de.
Toutes marques et noms de produits mentionnés dans ce livre demeurent sous la protection des marques, des marques déposées et des brevets, et sont des marques ou des marques déposées de leurs détenteurs respectifs. L'utilisation des marques, noms de produits, noms communs, noms commerciaux, descriptions de produits, etc, même sans qu'ils soient mentionnés de façon particulière dans ce livre ne signifie en aucune façon que ces noms peuvent être utilisés sans restriction à l'égard de la législation pour la protection des marques et des marques déposées et pourraient donc être utilisés par quiconque.

Coverbild / Photo de couverture: www.ingimage.com

Verlag / Editeur:
Presses Académiques Francophones
ist ein Imprint der / est une marque déposée de
AV Akademikerverlag GmbH & Co. KG
Heinrich-Böcking-Str. 6-8, 66121 Saarbrücken, Deutschland / Allemagne
Email: info@presses-academiques.com

Herstellung: siehe letzte Seite /
Impression: voir la dernière page
ISBN: 978-3-8381-7272-9

THESE DE DOCTORAT DE L'UNIVERSITE

PARIS 6 PIERRE ET MARIE CURIE

Spécialité : *Immunologie et Biologie cellulaire*

Présentée par

Hélène LE BUANEC

Pour obtenir le grade de Docteur de L'UNIVERSITE PARIS 6

Sujet de la thèse :
Contribution au développement de vaccins visant à corriger
l'immunosuppression stromale induite par les tissus infectes par le VIH-1
et par les tumeurs dépendantes de la protéine E7 du papillomavirus de type 16.

Soutenue le 4 mars 2005

Devant le jury composé de .

Monsieur le Docteur Armand Bensussan	Rapporteur
Monsieur le Docteur Gabriel Peltre	Rapporteur
Monsieur le Professeur Paul Cohen	Examinateur
Madame le Professeur Catherine Fridman	Examinatrice
Monsieur le Professeur Arsène Burny	Examinateur
Monsieur le Professeur Daniel Zagury	Examinateur

Avant-propos

Je remercie vivement le Professeur Paul Cohen de m'avoir accueillie dans son laboratoire durant les années de stage de ma thèse et du constant intérêt qu'il a bien voulu accorder à mon travail.

Je souhaite exprimer ma profonde gratitude au Docteur Armand Bensussan et au Docteur Gabriel Peltre, qui ont bien voulu me faire l'honneur d'être rapporteurs de cette thèse.

Je souhaite remercier également le Professeur Catherine Fridman et le Professeur Arsène Burny, qui ont bien voulu être membres de ce jury, j'en suis très honorée.

Ce travail a été effectué dans le cadre du département de recherche de la Société Néovacs. Je voudrais remercier Philippe Pouletti, président de cette Société, Alain Huriez, directeur général et Daniel Zagury, Président du conseil scientifique, qui ont toujours facilité la réalisation de ma thèse.

Monsieur Zagury, qui a été l'instigateur de mes recherches, les a dirigées d'un bout à l'autre. Son enseignement scientifique permanent, ses encouragements et surtout la confiance qu 'il m'a portée, ont représenté le moteur principal qui m'a permis de réaliser cette thèse avec passion.

Je voudrais ici associer dans mes remerciements le Professeur Bernard Bizzini pour ses conseils toujours pertinents et efficaces et toute l'équipe de recherche de Néovacs. Je considère leur collaboration comme partie prenante de mon travail.

Il va sans dire que je remercie de tout cœur mes parents. Ils m'ont appris les valeurs du travail scientifique et la rigueur nécessaire à sa réalisation. Avec mon affection, je leur dédie ce mémoire de thèse.

TABLE DES MATIERES

FIGURES

TABLEAUX

ABREVIATIONS ET ACRONYMES

2-ME:	2-βMercapto-ethanol	IS:	Immunosuppression
Ac:	Anticorps	LCR:	Long Control Région
Ag:	Antigène	NK:	Natural Killer (tueuses
APC:	Cellules présentatrices		Naturelles)
	d'antigène	ORF:	Lecture de phase ouverte
ATL:	Leucémie Lymphoïde T de	RSV:	Virus respiratoire syncytial
	l'adulte	PBMC:	Peripheral Blood
CD:	Cluster de différenciation		Mononuclear Cells
CIN:	Néoplasie Cervicale intra-	PBS:	Phosphate Buffered Saline
	épithéliale	PCR;	Réaction de Polymérisation
CMH:	Complexe Majeur		en chaîne
	d'Histocompatibilité	PE:	Phycoérythrine
CTL:	Lymphocyte T Cytotoxique	VPH-16:	Papillomavirus humain de
DC:	Cellules dendritiques		type 16
EBV:	Virus d'Epstein Barr	PPD:	Purified Protein Déterminant,
ECGF:	Facteur de croissance des		peptide antigénique dérivé du
	cellules endothéliales		Bacille de Koch.
ELISA:	Enzyme Linked Immuno	RI:	Réaction immunitaire
	Sorbent Assay	S.c:	Sous cutané
FITC:	isothiocyanate de fluorescéine	SIDA:	Syndrome
GM-CSF:	Granulocyte-Macrophage-		d'immunodéficience Acquise
	Colony-Stimulating Factor	TCR:	Récepteur des cellules T
HCV:	Virus de l'Hépatite C	TGFβ:	Facteur de croissance
HTLV-1:	Virus humain T		transformateur beta
	lymphotrophique de type 1	TNFα:	Facteur nécrosant tumoral
HUCC:	Cancer du col de l'Utérus		alpha
HUVEC:	Cellules endothéliales isolées	Treg:	Lymphocytes T régulateur
	de veine ombilicale foetale	TT :	Tétanos toxoid
IFN:	Interféron	VIH-1:	Virus de l'immunodéficience
Ig:	Immunoglobuline		humain de type 1
Il-*n*	Interleukine de type *n*		

INTRODUCTION

Les virus se comportent dans l'organisme qu'ils infectent comme des agresseurs que l'on trouve soit dans les milieux biologiques circulants (sérum, lymphe) soit dans les cellules qui les hébergent et dans lesquelles ils se répliquent en utilisant la machinerie cellulaire. Au cours d'une infection virale, un véritable combat s'instaure entre l'agresseur microbien et le système immunitaire de l'hôte. Face à ce dernier qui, grâce aux armes effectrices qu'il produit - anticorps neutralisant les virions libres circulants et cellules tueuses lysant les cellules infectées, en particulier - tentera de contrôler l'infection, l'agent viral pourra assurer sa survie par des mécanismes variés exercés :

- sur les cellules infectées qu'il détruit dans le cas des virus cytopathiques dont le virus de l'immunodéficience humaine type 1 (VIH-1 : Virus de l'immunodéficience humain de type 1) est un exemple (Barre-Sinoussi F et coll., 1983)

- sur les cellules infectées qu'il transforme (processus cancérogène) : le virus de la leucémie à cellule T humaine (HTLV-1 : Virus humain T lymphotropique de type 1) dans la leucémie lymphoïde T de l'adulte (ATL) (Berneman ZN et coll., 1992); le virus d'Epstein Barr (EBV) dans le lymphome de Burkitt (Flenle W et Henle G, 1977); le papillomavirus humain de type 16 (VPH-16) dans les cancers du col utérin (Durst M et coll., 1985)

- sur les cellules immunitaires saines fortement mobilisées par l'agression virale, qui lorsqu'elles sont très actives, pourront détruire les cellules parenchymateuses des organes infectés tels le foie (virus de l'hépatite B) (Chisari FV, 2000) ou les cellules nerveuses (virus de la chorioméningite lymphocytaire) (Wodarz D et Krakauer DC, 2000).

- sur les cellules immunitaires saines que des facteurs viraux relâchés par les cellules infectées vont paralyser. C'est le cas du VIH-1 (Zagury D et coll., 1998) mais également du VPH-16, comme nous le décrirons dans ce mémoire.

INTRODUCTION

Les travaux qui font l'objet de cette thèse se situent dans ce contexte de combat entre agresseur viral et système immunitaire de l'hôte. Ils ont porté principalement sur les mécanismes d'échappement immunitaire des cellules infectées ou cancéreuses et les moyens thérapeutiques susceptibles de les contrôler. Ces études ont mis en évidence certaines stratégies d'échappement des cellules cancéreuses transformées par le virus VPH-16, pour se protéger de l'action cytolytique induite contre elles par les cellules immunitaires de l'hôte tout à fait comparables à celles utilisées par les cellules infectées par le VIH-1, agent causal du SIDA et décrites par le groupe de recherche du Laboratoire de Physiologie Cellulaire de l'Université Pierre et Marie Curie (Zagury D et coll., 1998).

I- La maladie Sida et l'échappement immunitaire des cellules infectées par le VIH-1

Le syndrome d'immunodéficience acquise (SIDA) est une maladie du système immunitaire qui se manifeste cliniquement par des affections opportunistes dont la pneumocytose ou la toxoplasmose sont des exemples, mais également par des cancers (lymphome ; sarcome de Kaposi, en particulier). Après une période asymptomatique, on assiste à une chute progressive des cellules T CD4+ et à un moindre degré des cellules T CD8+, le rapport CD4+ / CD8+ diminuant fortement. Compte tenu du faible pourcentage des cellules CD4+ infectées (<1/100 000), la lyse des lymphocytes T CD4 + n'explique pas à elle seule l'immunosuppression cellulaire qui se traduit *in vivo* par une anergie aux tests cutanés d'hypersensibilité retardée et *in vitro* par une inhibition de la réponse des lymphocytes aux stimulations antigéniques de rappel ou par mitogènes (Clerici M et coll., 1989). Cette paralysie des cellules immunitaires, d'apparition progressive, accompagne l'évolution de la maladie et est associée à des dysfonctionnements du réseau cytokinique (Clerici M et Shearer GM, 1993): réduction de la production d'Interleukine-2 (Il-2) par les lymphocytes (Zagury D et coll., 1985) et une surproduction des cytokines immunosuppressives tels que l'interleukine-10 (Il-10) (Clerici M et coll., 1994), le facteur de croissance transformateur beta (TGFβ) (Kekow J et coll., 1990) et surtout l'Interferon alpha (IFNα) (Ambrus JL et coll., 1989). Pour expliquer l'immunosuppression (IS) induite par le VIH-1 sur les cellules immunitaires non infectées, différentes protéines virales (Zagury D, 1997) et principalement la protéine Tat (Transactivator of transcription) ont été incriminées (Figure 1). Tat est une protéine de régulation, qui est exprimée précocement par les cellules infectées dans lesquelles le génome du VIH-l est intégré, bien qu'elle ne fasse pas partie des protéines de structure qui constituent le virion. Tat assure des fonctions de transactivation au sein des cellules infectées (Haseltine WA, 1991). L'activation de la transcription du génome viral a été la première des fonctions caractérisées de Tat. Comme l'ont mis en évidence plusieurs groupes de recherche dont celui de Robert Gallo, cette protéine est également relâchée dans le milieu extracellulaire. Barbara Ensoli, dans ce groupe, a de plus montré que dans cette configuration, Tat active les cellules stromales endothéliales et contribue ainsi à la formation des nodules vasculaires du Sarcome de Kaposi (Ensoli B et coll., 1990). De fait, la protéine Tat extracellulaire induit des effets délétères sur les cellules du système immunitaire dont en particulier la surproduction d'IFNα par les cellules présentatrices de l'antigène (APC) (Zagury D et coll., 1998) et l'apoptose des cellules T (Li CJ et coll., 1995). Ainsi, ces propriétés peuvent expliquer l'action inhibitrice induite par le VIH-1 sur les cellules immunitaires non infectées. C'est pourquoi l'équipe du Professeur Daniel Zagury a engagé dès 1994 des recherches destinées à neutraliser la protéine Tat et à contrôler l'immunosuppression induite par cette protéine qui permet aux virus de se propager progressivement et de coloniser librement tous les organes lymphoïdes de l'hôte.

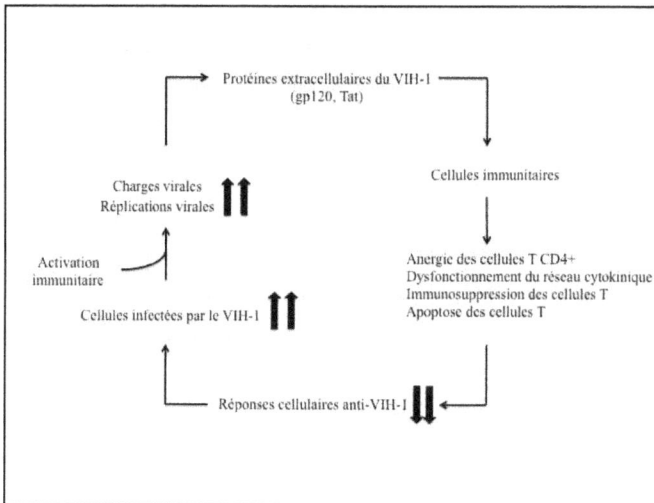

Figure 1: Immunosuppression (IS) induite par le VIH-1 sur les cellules immunitaires non infectées (Zagury D, 1997).

En 1999, l'équipe du Professeur Daniel Zagury s'est intéressée au cancer du col de l'utérus, induit par le VPH-16. Cette maladie, tout comme le SIDA, est d'apparition progressive et caractérisée par une paralysie des cellules immunitaires. Les recherches expérimentales que j'ai effectuées, au sein de cette équipe, sur l'échappement immunitaire des cellules cancéreuses transformées par le VPH-16, se sont appuyées à la fois sur les mécanismes de défense immunitaire mis en place par l'organisme pour lutter contre les infections microbiennes et sur les données bibliographiques concernant l'infection par le virus oncogène VPH-16.

II- La Réaction Immunitaire anti-microbienne d'origine virale (Table 1)

La réaction immunitaire (RI) d'un organisme à toute infection microbienne se déroule selon un protocole bien défini qui peut être découpé en deux phases d'apparition successive, interdépendantes et imbriquées les unes dans les autres : la RI naturelle et la RI adaptative.

1ère phase : Réaction Immunitaire naturelle ou innée de type inflammatoire. Cette réaction d'apparition immédiate, qui a lieu au sein même des tissus agressés par l'agent infectieux, se traduit cliniquement par un état inflammatoire de ces tissus (chaleur, rougeur, tumeur, douleur). La réaction immunitaire innée fait intervenir des éléments cellulaires variés du système réticulo-endothélial (histiocytes, monocytes, macrophages et cellules dendritiques myéloïdes (DC1) ou plasmacytoïdes (DC2) et des cellules cytotoxiques de type NK (Natural Killer). Elle fait également appel à des molécules circulantes, dont en particulier pour les virus, les IFNs. L'IFNα, cytokine antivirale par excellence, est produite par les cellules présentatrices d'antigène (APC) et principalement par les DC2. La réaction immunitaire innée, qui peut contrôler à elle seule les germes non pathogènes, élimine un contingent important mais incomplet des germes pathogènes. De plus, cette réaction mobilise, au sein des ganglions drainants correspondants, les éléments cellulaires (lymphocytes et cellules dendritiques) mis en œuvre par la réaction immunitaire adaptative.

2ème phase : Réaction immunitaire spécifique, dite adaptative. D'apparition plus tardive (2 à 3 jours après l'agression infectieuse), la réaction adaptative, qui a lieu au sein des organes lymphoïdes secondaires drainants (ganglions lymphatiques et rate) peut être décomposée elle-même en 2 temps : le 1er temps, caractérisé par des actions effectrices de rejet microbien et, lorsque l'agent infectieux est éliminé, le 2ème temps, caractérisé par la mise au repos des cellules immunitaires, étape de démobilisation appelée par les immunologistes, « immunosuppression ergotypique »

INTRODUCTION

1er temps : stade effecteur de rejet. La réaction immunitaire de rejet comporte une réponse humorale et une réponse cellulaire. La réponse humorale de rejet se traduit par la production d'anticorps (Ac) par les lymphocytes B. Chaque lymphocyte B est porteur à sa surface d'anticorps qui reconnaissent spécifiquement l'antigène (Ag) correspondant (épitope) dans sa conformation native. Cette liaison Ag-Ac, en présence de costimuli cytokiniques (IL2 ; IL4), active le lymphocyte B, entraînant sa prolifération clonale et sa différenciation en cellule productrice d'Ac (plasmocyte). Les anticorps produits circulants permettent de neutraliser / éliminer les agents microbiens libres dans le milieu extracellulaire. La réponse cellulaire de rejet plus complexe est elle-même composée de différentes actions effectrices qui sont assurées par les lymphocytes T activés spécifiquement par les APC. Les lymphocytes T présentent à leur surface des récepteurs T (TCR : T cell Receptor) qui reconnaissent chacun un peptide antigénique porté par une protéine du complexe majeur d'histocompatibilité (CMH) à la surface d'une cellule qui l'exprime. Il existe deux types de CMH ; le CMH de classe I (CMH-I) et le CMH de classe II (CMH-II). Les CMH-I, tels que, chez l'homme, les HLA-A/B ou C (HLA : Human Leucocyte Antigens), exprimés par la majorité des cellules nucléées de l'organisme, portent les peptides antigéniques provenant de protéines endocellulaires synthétisées par les cellules. Les CMH-II de classe II, tels que, chez l'homme, les HLA-Dr/Dp ou Dq sont exprimés par les APC, comme les monocytes, macrophages, cellules dendritiques myéloïdes (DCl) et plasmacytoïdes (DC2) et cellules B et sont spécialisés dans la présentation des antigènes que ces cellules capturent dans leur microenvironnement par pinocytose. La reconnaissance des APC par les cellules T entraîne la formation de synapses immunes APC-cellule T (Kourilsky P et Truffa-Bachi P, 2001) et l'activation de ces dernières. L'activation des lymphocytes T, qu'ils soient CD4+ ou CD8+, se traduit par leur prolifération clonale et leur différenciation fonctionnelle effectrice en cellules T auxiliaires de type 1 (Thl) ou de type 2 (Th2), en cellules T régulatrices Treg ou Tr1 (Horwitz DA et coll., 2003) ou encore en lymphocytes cytotoxiques (CTL). La maturation du lymphocyte est sous la dépendance du stimulus antigénique (la nature de l'Ag, sa charge, sa présentation par les APC) et de facteurs du microenvironnement tissulaire inflammatoire à la fois cellulaire (DCl ou DC2) et moléculaire cytokinique. La réponse effectrice du lymphocyte T activé s'exerce soit directement par contact cellulaire avec des cellules cibles soit par la production de cytokines.

a- action effectrice par contact cellulaire direct. Les lymphocytes CD8+ en particulier, différenciés en CTL, vont se lier aux cellules infectées qu'ils reconnaissent spécifiquement par leur TCR (binding) et vont les détruire (killing) en relâchant leurs enzymes lyriques (perforines, granzymes). De même, les cellules Treg (CD4+ CD25+) reconnaissent les APC porteurs de CMH du soi et contrôlent les processus de tolérance aux protéines /cellules du soi en activant des signaux cellulaires suppressifs, ceci même en l'absence d'un processus inflammatoire local (Levings MK et coll., 2001).

b-production de cytokines. Les cytokines sont des signaux de communication intercellulaires qui jouent un rôle majeur à tous les stades de la R.I. innée ou adaptative. Leur production par les cellules immunitaires (Lymphocytes et APC), bien programmée au cours de la RI, est inductible. Leur action, paracrine ou autocrine, assure l'orientation des réponses cellulaires et/ou humorales et leur déroulement, en module l'amplitude et conditionne leur arrêt. A titre d'exemple, il faut citer les chimiokines qui induisent le tropisme des cellules immunitaires, les interleukines pro-inflammatoires dont le facteur nécrosant tumoral alpha (TNFα) ou l'IL-1. les facteurs de croissance dont l'IL-2, les interleukines auxiliaires (helper) à aiguillage cytotoxique telle l'IFNγ ou humoral, telle l'IL-4, les interleukines immunosuppressives telles l'IL-10, le TGFβ et enfin l'IFNα à action pléiomorphe qui, outre son rôle dans l'immunité naturelle représente au cours des R.I. l'inducteur de la production d'Il-10 par les Tr1 (Levings MK et coll., 2001).

2ème temps: stade d'immunosuppression ergotypique. Lorsque l'agresseur microbien est éliminé, des mécanismes de régulation sont engagés pour arrêter l'action effectrice et mettre au repos les cellules immunitaires. Les cytokines suppressives dont en particulier l'Il-10 et le TGFβ, sécrétées par les lymphocytes T régulateurs interviennent dans ces mécanismes de fin de réaction tout comme l'IFNα sécrété par les APC. L'IFNα induit la production de ces cytokines immunosuppressives. De nombreuses études ont en effet montré la synergie d'action de l'IFNα et de l'Il-10. Des dysfonctionnements de l'une ou l'autre de ces cytokines empêchant l'arrêt des réactions immunitaires produisent des troubles graves pouvant entraîner la mort (Levings MK et coll., 2001).

Cette esquisse de la R.I. de l'organisme à l'infection microbienne, faite en introduction de ce travail, a pour objet de faire apparaître que l'IS n'est pas simplement une absence passive de réponse effectrice, mais bien un processus actif, exercé principalement par des cellules T régulatrices (Tr1, en particulier) en coordination avec les APC (DC2). Ce processus d'immunosuppression est intégré tout au long de la réponse spécifique aussi bien dans sa phase effectrice de rejet (modulation de l'amplitude des réponses) que dans sa phase terminale de démobilisation. Aussi, ses dysfonctionnements peuvent être la source de pathologies graves incluant les Cancers et le SIDA, comme en fait référence ce mémoire. Les résultats que je présente confirment bien le rôle joué par les mécanismes d'immunosuppression dans la pathogénie de ces maladies. Ainsi, la surproduction anormale d'IFNα par les APC, induite par les protéines Tat du VIH-1 et E7 du VPH-16, expliquerait au moins en partie les propriétés immunosuppressives de ces deux protéines.

14

Etape de la Réaction Immunitaire	Lieu de réaction	Principales manifestations	Conséquence
Réaction immunitaire naturelle dite "Innée", d'apparition immédiate	Porte d'entrée du virus	Activation des macrophages et des cellules NK Production de cytokines (chimiokines) par les APC Production d'IFNα par les APC plasmacytoïdes (DC2) Activation des protéines du Complément	**Inflammation** du site tissulaire Elimination **des germes non pathogènes** Elimination **partielle des germes pathogènes** Mobilisation de la **RI adaptative**
Réaction immunitaire adaptative: I Phase initiale effectrice	Ganglion drainant	Production d'Ac par les lymphocytes B	Neutralisation des **germes libres** circulants
		Production de cytokines (chimiokines et cytokines) par les lymphocytes CD4+ et CD8$^+$	- Augmentation des activités cellulaires de **défense innée** - Activation des **cellules B** spécifiques
		Différenciation de lymphocytes T cytotoxiques (CTL)	Elimination des **cellules cibles** infectées
II Phase terminale immunosuppressive	Ganglion drainant	Production par les lymphocytes T régulateurs de cytokines immunosuppressives (Il-10, TGFβ) induites par les DC2 via l'IFNα	Mise au **repos** des cellules immunitaires **Mémoire** immunitaire

Table 1: Stades successifs des réactions de défense immunitaire à l'infection virale.

III- L'infection par le virus VPH-16 et le mécanisme de carcinogenèse des cellules épithéliales du Col utérin.

Le papillomavirus humain de type 16 (VPH-16) appartient à la famille des *Papovaviridae,* sous-famille des *Papillomaviridae* (Melnick JL, 1962). Actuellement, une centaine de génotypes de VPH est répertoriée. Ces différents types sont classés en fonction de leur tropisme : nous distinguons les VPH de type cutané et les VPH de type muqueux. Parmi la quarantaine de virus à tropisme muqueux, il existe les VPH dits à bas risque oncogénique (par exemple les VPH de type 6 et 11) qui sont responsables des lésions anogénitales telles que les condylomes, et les VPH dits à haut risque oncogénique de type 16,18 ou 31 impliqués particulièrement dans la pathogenèse du carcinome cervical (zur Hausen H, 2000). Les VPH sont en effet retrouvés dans 99,7% des carcinomes du col de l'utérus et désormais considérés comme les principaux agents écologiques de ce cancer, le VPH de type 16 étant le plus souvent rencontré (Figure 2).

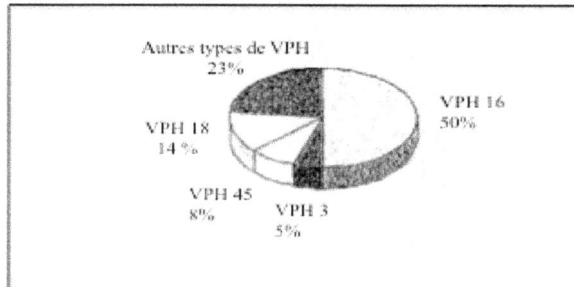

Figure 2: Répartition des différents types de VPH dans les lésions de haut grade.

Structure génomique du VPH-16. Comme tous les VPH, le VPH-16 est un virus non enveloppé. Sa capside est formée de 72 capsomères, disposés selon une symétrie icosaédrique (Figure 3). Le génome du VPH-16 est constitué d'un ADN circulaire double brin de 8000 paires de bases environ associées à des histoires (Figure 4). Il peut être divisé en trois régions : la région régulatrice non codante « Long Control Région » (LCR) qui couvre 10 % du génome, la région contenant les séquences ouvertes de lecture « Open Reading Frames» (ORF) des

16

protéines précoces (early, E) E1, E2, E4, E5, E6 et E7 et la région qui contient les ORF des protéines tardives (late, L) L1 et L2.

La région LCR contient un site ori (site d'origine de réplication virale), les promoteurs des gènes précoces et des séquences de régulation de la réplication et de la transcription. Ces séquences sont reconnues par des facteurs d'origine cellulaire et virale et présentent des spécificités de cellules ou de tissus qui déterminent le tropisme des papillomavirus.

Protéines du VPH-16. Les protéines précoces E1 (Sun YN et coll., 1996), E2 (Ustav M et Stenlund A, 1991) interviennent dans la régulation de la réplication de l'ADN viral. La protéine E2 module la transcription des gènes E6/E7 ; elle bloque l'expression de ces gènes (Chow LT et Broker TR, 1994). Quant à la protéine E4, elle permet la production de particules virales, en facilitant l'encapsidation du génome et en favorisant la diffusion et la libération des virions par destruction du réseau de filaments de cytokératine (Doorbar J et coll., 1991). Les protéines E5 (Zhang H et coll., 2002), E6 (Huibregtse JM et coll., 1991) et E7 (Boyer SN et coll., 1996) sont impliquées dans les processus d'immortalisation et de transformation cellulaires.

La protéine L1 est la protéine majeure de la capside (Roseto A et coll., 1984) et la protéine L2, la protéine mineure (Doorbar J et Gallimore PH, 1987).

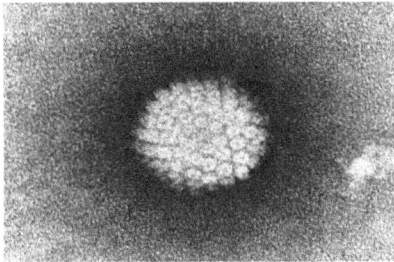

Figure 3: Papillomavirus Humain. Image obtenue par microscopie électronique

D'après Electron Micrograph Images, Department of Medical Microbiology. University oj Cape Town.

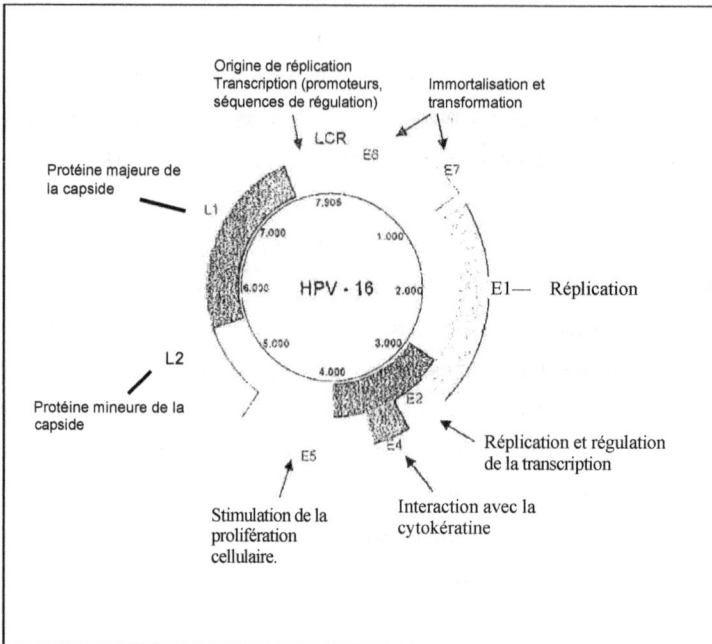

Figure 4: Organisation génétique du VPH-16

Histoire naturelle de l'infection par VPH-16 (Figure 5). La transmission du VPH-16 se fait tout comme pour les autres VPH muqueux essentiellement par voie sexuelle. Ils infectent les cellules épithéliales de la jonction pavimento-cylindrique du col utérin, zone caractérisée par sa fragilité mécanique et immunitaire. Ils pénètrent dans les cellules épithéliales basales par l'intermédiaire de récepteurs de type intégrine ($\alpha6\beta1$ et $\alpha6\beta4$) (Evander M et coll., 1997). La réplication de l'ADN viral se fait sous différentes formes et plusieurs évolutions sont possibles :

1/ Le virus reste au niveau des cellules basales à l'état quiescent, non répliqué : l'épithélium est apparemment sain sans aucun effet cytopathogène (phase de latence).

2/ Le virus se réplique au rythme des divisions cellulaires, sans s'intégrer dans le génome de la cellule (phase de multiplication virale, Figure 5-a). Au niveau des cellules basales, seuls les gènes précoces sont exprimés. Puis, au fur et à mesure de l'ascension des cellules dans les différentes couches de l'épithélium, la réplication virale s'intensifie pour finalement avoir lieu dans les couches superficielles, des cellules pouvant abriter quelques couches les plus externes (distales), permettent l'encapsidation du génome et la production de virions, lesquels sont éliminés par les cellules en voie de desquamation. L'infection virale productive se traduit par un effet cytopathique caractérisé par l'apparition de cellules de grande taille, dénommées Koïlocytes, cellules anormalement vacuolisées. L'expression clinique de ces lésions correspond aux condylomes, qui peuvent persister des années ou régresser pour donner parfois des formes latentes.

3/ L'ADN viral peut s'intégrer dans le génome de la cellule hôte (Figure 5-b). Cette intégration se fait généralement de façon aléatoire ou au voisinage de proto-oncogènes (Wentzensen K et coll., 2004). La linéarisation nécessaire à l'intégration du génome viral entraîne une cassure dans la région E1-E2. Cette intégration entraîne la perte d'intégrité du gène E2, qui code pour la protéine E2. Or E2 agit essentiellement comme un répresseur de la transcription des gènes E6 et E7, E2 n'étant plus exprimée, l'inhibition de l'expression des oncoprotéines E6 et E7 est levée (Durst M et coll., 1985). Quant aux transcrits L1 et L2, ils disparaissent en général au cours de la progression tumorale (Fuchs PG et Pfister H, 1994). Cette intégration est l'un des événements clefs dans le processus de carcinogenèse induit par le VPH-16. Elle entraîne une expression accrue des 2 oncoprotéines virales E6 et E7 qui altèrent la prolifération normale de la cellule en interférant avec les protéines de régulations du cycle cellulaire (Table 1 et 2), comme les anti-oncogènes cellulaires p53 (pour E6) et p105Rb (pour E7). Les lésions dysplasiques qui en résultent se manifestent par des mitoses anormales, des atypies cellulaires, des troubles de la maturation cellulaire et une désorganisation du tissu épithélial. Il existe différents stades de dysplasie, le passage de l'un à l'autre se faisant de façon progressive.

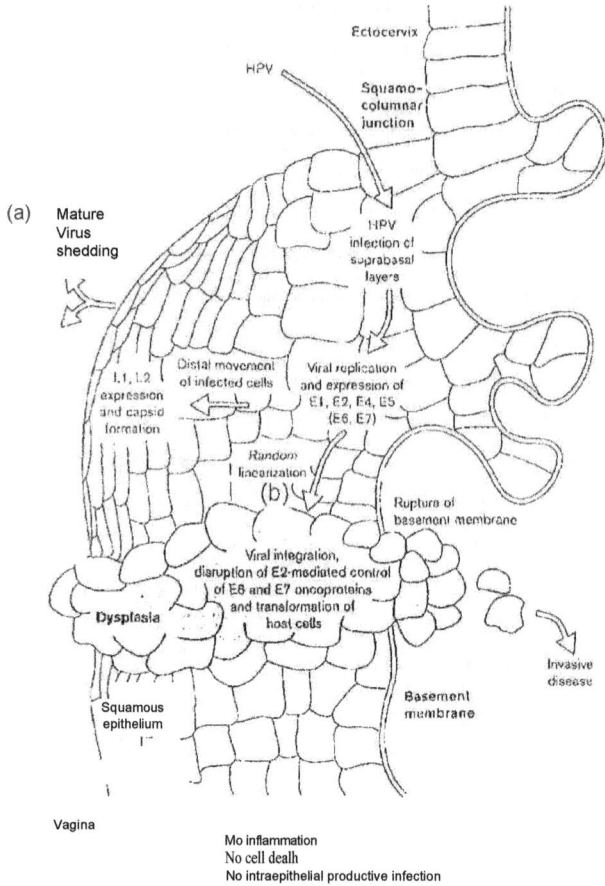

Figure 5: Histoire naturelle de l'infection par VPH-16 (Tindle RW, 1996)

(Voir pages 18 et 19 les commentaires détaillés de cette représentation schématique)

Oncoprotéine virale	Protéines cellulaires fixées
E6	p53
	Protéine associée à E6
	ERC55
	hDLG
	Paxillin
	Interferon regulatory facto r 3
	Bak
	E6TP1
E7	Protéine du rétinoblastome {Rb)
	Protéines « pocket » apparentées aux protéines Rb
	Complexe E2F/cyclîn A
	Kinase histone Hl
	TATA box-binding prolein
	Cycline F.
	Sous-unité 4 (S4) de l'adénosine triphosphatase
	c-jun
	hTid-1
	Mi2 (complexe histone déacetylase)
	M2-pyruvate kinase
	p48

Table 2: Fixation de protéines cellulaires par les oncoprotéines E6 et E7 du papillomavirus humain à haut risque (zur **Hausen,** 2000).

Oncoprotéine virale	Fonctions identifiées
E6	Immortalisation cellulaire
	Fixation de la protéine associée à E6 résulte en la dégradation de protéines cellulaires spécifiques de l'hôte
	Effet anti-apoptotique
	Déstabilisation chromosomale
	Augmentation de l'intégration de l'ADN étranger et de la mutagenicité
	Activation de la télomérase
	Blocage des fonctions de l'interféron
E7	Immortalisation cellulaire
	Activation des cyclines A et E
	Inaclivation des protéines « pocket » apparentées aux protéines Rb
	Induction de l'apoptose
	Inhibition des inhibiteurs de kinases cycline dépendantes
	Augmentation de l'intégration de l'ADN étranger et de la mutagenicité
	Dégradation de la tyrosine kinase Blk (?)

Table 3: Fonctions identifiées des oncoprotéines E6 et E7 du VPH à haut risque (zur Hausen H, 2000).

Carcinogenèse induite par le VPH-16 (figure 6). Les femmes infectées par le VPH-16 vont développer dans un premier temps des lésions cervicales de faible grade : les LG-SIL (low grade squamous intra-epithelial lesions). Celles-ci englobent les condylomes et les CIN1 (cervical intraepithelial neoplasia) ou dysplasies légères. Ces lésions sont caractérisées par une altération de la croissance et de la maturation cellulaire du tiers inférieur de l'épithélium. Elles régressent spontanément suite à l'élimination du virus par le système immunitaire dans plus de 80% des cas. Si l'infection persiste, des lésions dites de grade élevé peuvent apparaître : les HG-SIL (high grade squamous intra-epithelial lésion) qui regroupent les CIN2 et CIN3. Dans les CIN2 et les CIN3, les anomalies cellulaires touchent respectivement les 2/3 et la totalité de l'épithélium. Ces lésions sont habituellement traitées par chirurgie car elles ont une forte probabilité de progresser vers un cancer invasif même si l'on observe une régression dans 32% des cas. Le cancer invasif se caractérise par la rupture de la lame basale et une dissémination des cellules tumorales vers les autres tissus. Une prolifération sans frein et une résistance à la mort cellulaire par apoptose sont deux mécanismes nécessaires au développement de tumeurs malignes induites par le VPH16 dont les carcinomes du Col utérin de la femme. Cette croissance tumorale ne peut s'effectuer cependant que parce que les cellules cancéreuses de ces tumeurs échappent localement aux phénomènes de défense immunitaire de l'hôte et particulièrement à l'action lytique des cellules cytotoxiques de type NK et CTL.

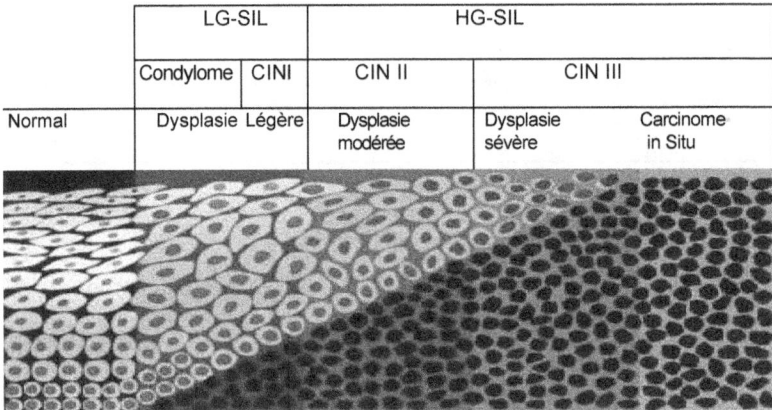

Figure 6: Carcinogenèse induite par le VPH-16. (DeMay RM. The Axt and Science of Cytopalhology. CD-ROM. ASCP. 1999)

Echappement immunitaire des cellules cancéreuses infectées par le VPH-16. La chronicité des infections à VPH-16 conduisant, à plus ou moins long terme, à des lésions de grade élevé, voire à des cancers invasifs semble être la conséquence d'un dysfonctionnement de l'immunité cellulaire. Un certain nombre d'expériences, réalisées à partir de PBMC de femmes présentant des cancers *in situ*, ou invasifs du col de l'utérus, a montré que la réponse lymphocytaire T spécifique CD8+ contre VPH-16 (plus particulièrement contre les antigènes viraux étudiés étant les protéines E6 et E7, antigènes exprimés précocement clans les lésions et de façon permanente dans les kératinocytes tumoraux) est quasiment indétectable parmi les lymphocytes T circulants (Evans EM et coll., 1997, Nakagawa M et coll., 1997), (Ressing ME et coll., 1996). La réponse lymphocytaire T CD4+ disparaît lors de l'évolution vers le cancer invasif ((Tsukui T et coll., 1996); (Luxton JC et coll., 1996) ; (de Gruijl TD et coll., 1998). Cette diminution des CD4 est associée *in vivo* à une anergie aux tests cutanés d'hypersensibilité retardée et *in vitro* à un défaut de prolifération des lymphocytes T lors d'une stimulation par un mitogène ou par VPH. Cette paralysie des cellules immunitaires qui accompagne l'évolution de l'infection à VPH-16 est associée à des dysfonctionnements du réseau cytokinique : réduction de la production d'IL-2 (Aizawa II et coll., 1989); (Cooper KD et coll., 1990) et surproduction de cytokines immunosuppressives comme l'Il-10 (Clerici *M* et coll., 1997); (Jacobs N et coll., 1998) et le TGFβ (Comerci JT Jr et coll., 1996; Hazelbag S et coll., 2001).

 Cette paralysie progressive de l'immunité cellulaire périphérique s'observe également au niveau de l'immunité cellulaire locale. Dans les lésions précancéreuses et cancéreuses, des études ont montré une inversion du rapport CD4+/CD8+ (Edwards RP et coll., 1995) et une expression accrue des ARNm de l'IL-10 et du TGFβ (Giannini SL et coll., 1998). Cette immunosuppression est reflétée également dans la faible densité des cellules de Langerhans (Lehlinen M et coll., 1993), densité qui diminue encore au cours de l'aggravation des lésions cancéreuses, d'une diminution d'expression des molécules du complexe majeur de classe I et d'un défaut d'expression des protéines TAP dans les cellules épithéliales infectées par VPH-16 (Breitburd F et coll., 1996).

 Pour expliquer le dysfonctionnement de l'immunité cellulaire induite par le VPH-16 et l'échappement immunitaire des cellules cancéreuses dépendantes de ce virus, notre équipe a recherché un facteur d'origine virale pouvant être relâché dans le microenvironnement par les cellules cancéreuses, qui tout comme la protéine Tat du VIH-1, dans sa configuration extracellulaire, induirait des effets délétères sur les cellules du système immunitaire. ***Les résultats rapportés dans ce mémoire conduisent à identifier un tel fadeur à la protéine oncogène E7.***

 La mise en évidence de facteurs pathogènes d'origine virale relâchés dans le microenvironnement des cellules infectées et/ou cancéreuses (Tat $_{VIH-1}$ et E7$_{VPH-16}$) a conduit les scientifiques de Néovacs à rechercher les moyens de contrôler les effets délétères de ces molécules à l'aide des anticorps spécifiques dirigés contre celles-ci et susceptibles de les neutraliser. Une stratégie nouvelle de vaccination à visée double a été introduite (Figure 7) : ciblage des cellules pathologiques (infectées par certains virus ou cancéreuses) par une immunisation susceptible de les lyser (vaccin conventionnel) (A) et ciblage des facteurs pathogènes (toxines) du microenvironnement par une immunisation induisant des Ac susceptibles de les neutraliser (B).

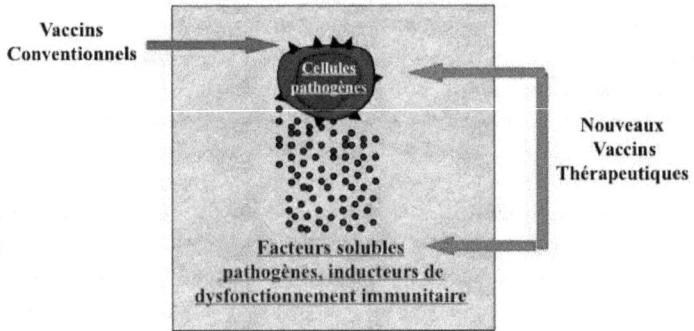

Figure 7: Nouvelle stratégie vaccinale
(A : cellules pathologiques ; D : facteurs extracellulaires pathogènes)

IV- Les nouveaux vaccins thérapeutiques dirigés contre certaines affections virales et les cancers.

Les progrès importants réalisés au cours des trois dernières décennies en biotechnologie aussi bien au plan analytique (Ac monoclonaux ; amplification des gènes par PCR) que préparatif avec la production de protéines recombinantes par ingénierie génétique ont permis l'identification et la purification d'antigènes spécifiques ou associés aux affections virales et cancéreuses et le développement de vaccins destinés à prévenir / combattre ces maladies.

A- Vaccins conventionnels:

Depuis 1990 de nombreux essais cliniques de vaccination susceptibles d'induire des réactions immunitaires cellulaires avec différenciation de lymphocytes tueurs (CTL) ciblant les cellules malades, infectées ou cancéreuses ont été conduits. Appliquées à certaines affections virales comme le SIDA (Picard O et coll , 1990) ou des cancers (van der Bruggen P et coll., 1991), de telles préparations, bien qu'inoffensives et immunogènes, n'ont montré à ce jour aucun bénéfice clinique marquant (Chen CH et Wii TC. 1993). Pour expliquer cette absence d'efficacité, l'équipe de D. Zagury a émis l'hypothèse que les cellules immunitaires

INTRODUCTION

effectrices étaient inhibées au sein des tissus infectés ou cancéreux par des facteurs immunosuppressifs relâchés dans leur microenvironnement par les cellules malades, comme la protéine Tat dans le SIDA (Zagury D et coll., 1998) et la protéine E7 dans les cellules cancéreuses dépendantes du VPH-16 (Le Buanec H et coll., 1999a; Le Buanec H et coll., 1999b). Depuis, de multiples travaux ont confirmé le rôle majeur de facteurs immunosuppressifs dans les mécanismes d'échappement immunitaire des cellules infectées (Kanegane FI et coll.. 1997; Mori N et coll., 1996; Spencer JV et coll., 2002) ou cancéreuses (Boon T et Van den Eynde B, 2003).

B- Immunisations actives dirigées contre les facteurs immunosuppressifs au niveau du stroma :
Pour neutraliser la toxine Tat du VIH-l et en contrôler les effets délétères sur le système immunitaire, D. Zagury et al ont préparé l'immunogène Tat toxoïde. Ce dérivé de la protéine Tat native est à la fois dénué des propriétés toxiques de la toxine virale mais il est immunogène, tout comme le sont les toxoïdes tétanique ou diphtérique (Ramon G, 1923). Ainsi qu'il est rapporté dans ce mémoire, le Tat toxoïde, préparé chimiquement par carboxamidation à partir du Tat natif recombinant, ne présente aucun des effets toxiques de ce dernier et, en émulsion dans l'adjuvant de Salk (ISA 51, SEPPIC), il induit chez les rongeurs (Le Buanec H et Bizzini B, 2000), les macaques (Pauza CD et coll., 2000) mais aussi chez l'homme (Gringeri A et coll., 1993) des anticorps neutralisant la protéine native.

Ce mémoire présente les résultats des travaux scientifiques que j'ai réalisés au sein du groupe de recherche et développement de la Société Néovacs dans le laboratoire de Physiologie Cellulaire de l'UPMC avec la collaboration des chercheurs de ce groupe. Ces travaux sont classés suivant trois volets thématiques interdépendants :

- L'analyse des propriétés biologiques d'une préparation vaccinale anti-SIDA dont le principe actif est un dérivé immunogène de la protéine Tat_{VIH-1}.

- La mise en évidence du rôle de la protéine oncogène $E7_{VPH-16}$ dans l'échappement immunitaire de cellules cancéreuses dont le processus tumoral est induit par le VPH-16.

- La préparation et l'analyse des propriétés biologiques d'un immunogène dérivé de la protéine $E7_{VPH-16}$ principe actif d'un vaccin thérapeutique anti-cancer du col utérin.

Chacun de ces thèmes de recherche a fait l'objet de publications scientifiques composant les différents chapitres de la section « Résultats » de ce mémoire.

25

MATERIEL ET METHODES

L'étude expérimentale a été effectuée à la fois *in vitro* et *in vivo* et elle a mis en oeuvre des technologies variées, principalement d'ordre biochimique, immunologique et de physiologie cellulaire qui sont développées dans chacun des articles scientifiques publiés qui composent la Section Résultats de ce mémoire. Toutes ces techniques sont succinctement décrites dans ce chapitre.

I- Réactifs biologiques :

Milieux et additifs : Les milieux de culture synthétiques de base sont le RPMI 1640 (Roswell Park Mémorial Institute) et le DMEM (Dubelcco's Modified Eaglea's Medium) sans glutamine, le milieu HL-1 (hybridomas lymphoid), provenant tous trois de chez BioWhittaker, le milieu IMDM (Iscove's Modified Dubelcco Medium) de chez GibcoBRL et le milieu M199 de chez Sigma. Le milieu de séparation des lymphocytes de densité 1,077 est un produit Pharmacia (Ficoll Hypaque). Aux milieux de base peuvent être ajoutés : a) du sérum de veau fétal (SVF-GibcoBRL); du sérum humain AB (SAB, Institut J. Boy-Reims) tous deux décomplémentés 30 minutes à 56° C; b) des antibiotiques sous forme de poudre lyophilisée contenant 500 000 U de pénicilline et 0,5 g de streptomycine (GibcoBRL) ; c) des acides aminés non essentiels 100 x (GibcoBRL), d) de la L-glutamine 200 mM (Institut J. Boy), e) du pyruvate de sodium 100 mM (GibcoBRL), f) du tampon Hepes (GibcoBRL), g) du 2β-mercaptoéthanol (2-ME) 50 mM (GibcoBRL), h) de l'indométhacine (Sigma).

Cytokines recombinantes humaines, activateurs et facteurs de croissance : Les cytokines, activateurs et facteurs de croissance sont :

a) le Granulocyte-Macrophage Colony-Stimulating Factor (GM-CSF), l'Il-2, l'Il-4, l'IFNγ, le TNFα et l'Il-1β (Pepro tech),

b) deux antigènes de rappel, le toxoïde tétanique (TT) et un peptide antigénique dérivé du Bacille de Koch, « Purified Protein Derivative » (PPD) ;

c) le facteur de croissance des cellules endothéliales (ECGF, Sigma). Reçues sous forme lyophilisée, les cytokines sont reprises dans l'eau, aliquotées et conservées à -20° C.

Le PPD et le TT nous ont été aimablement fournis par l'Institut Mérieux.

Anticorps : Les anticorps monoclonaux utilisés pour l'analyse phénotypique des cellules par cytofluorométrie sont le plus souvent directement conjugués à un fluorochrome soit l'isothiocyanate de fluorescéine (FITC), soit la phycoérythrine (PE) (marquage direct). Ils reconnaissent différentes classes de différenciation des antigènes des cellules humaines (Table 4). Deux anticorps conjugués à des fluorochromes différents sont parfois associés pour un double marquage. Lorsque l'anticorps monoclonal n'est pas couplé à un fluorochrome (marquage indirect) un deuxième anticorps, qui est un anti-souris conjugué PE (Immunotech) est utilisé. Les contrôles isotypiques utilisés sont soit un produit Coulter (IgG1-FITC / IgG2-PE), soit un anticorps neutre. L'anticorps murin anti-CD3 provient de chez Ortho Diagnostics. L'anticorps polyclonal dirigé contre la

26

protéine E7 est contenu dans un sérum hyperimmun de lapin obtenus en réponse à l'immunogène E7 toxoïde, l'anticorps polyclonal contrôle provient d'un sérum hyperimmun de lapin dirigé contre la protéine Tat.

Toxines virales et toxoïdes : La protéine Tat recombinante a été produite chez Escherichia coli (Avenus Pasteur). Le Tat toxoïde est un dérivé carboxamidé de la protéine Tat native. Différents types de protéines recombinantes E7 ont été testées : une protéine His-E7 produite chez Escherichia coli (équipe du Professeur A. Burny) et une protéine E7 et sa forme mutée, obtenue par délétion de la séquence DLYCYE (21-26) dans la séquence CRII, produite dans Pichia pastoris (équipe du Professeur A. Bollen). Une protéine His-E6, produite chez Escherichia coli (équipe du Professeur A. Burny), a également été utilisée.

II- Animaux de laboratoire

Deux lignées de souris femelles âgées de 7 à 8 semaines ont été principalement utilisées pour l'étude expérimentale décrite dans ce travail: la lignée BALB/c (H-2d) et la lignée C57BL/6 (H-2b). Les souris provenant de Charles River étaient hébergées et entretenues dans l'animalerie du CNRS et de l'Institut Jacques Monod à Jussieu.

III- Cellules : origine, culture et traitement

La lignée cellulaire SiHa (ATCC HTB-35) dérive d'un carcinome humain du col de l'utérus. Cette lignée synthétise les protéines oncogéniques E6 et E7 du VPH-16. Ces cellules sont cultivées dans du milieu DMEM additionné de 10 % SVF décomplémenté, 1 % de glutamine et de 1 % d'antibiotiques.

Les cellules HUVEC (Cellules endothéliales isolées de veine ombilicale fœtale) (PromoCell) sont cultivées dans du milieu M199 en présence de 20 % SVF décomplémenté, 1 % ECGF, 1 % de glutamine et de 1 % d'antibiotiques.

Les cellules HeLa 3T1 sont des cellules HeLa transfectées de manière stable avec un plasmide contenant le gène rapporteur de la chloramphénicol acétyl transférase sous le contrôle du LTR (Long terminal Repeat) du VIH-1 (cassette LTR-CAT). Ces cellules sont cultivées dans du milieu DMEM additionné de 10% SVP décomplémenté, 1 % de glutamine et de 1 % d'antibiotiques.

Les cellules mononucléées (PBMC) proviennent du sang périphérique de donneurs sains : les PBMC sont isolées par centrifugation en gradient de Ficoll-Hypaque, remises en suspension dans du milieu HLl et activées soit avec les antigènes de rappel (PPD et TT à 0,16%) ou avec l'anticorps monoclonal anti-CD3 (100 ng/ml). Les PBMC peuvent être également cultivées en présence de cellules dendritiques d'un sujet allogénique an cours d'une réaction lymphocytaire mixte (MLR).

Les cellules présentatrices d'antigène :

a) Différenciation des macrophages : des monocytes élutriés (donnés par le Docteur J. Bernard) sont cultivés en poches de téflon non adhérentes (Tech-Gcn) à raison de 2,5. 10^6 cellules /ml dans du milieu IMDM additionné de 5 % de sérum humain AB décomplémenté, de 1 % de glutamine, de 1% d'antibiotiques, de 1% d'acides aminés non essentiels, de 100 mM de pyruvate de sodium, de 3 x 10^{-5} M de 2-ME et de 5 x 10^{-6} M d'indométhacine. Les cellules sont mises en présence de GM-CSF à 250 U/ml final. Les poches sont placées 5 à 7 jours dans un incubateur à 37°C, 5 % de CO2 en atmosphère humide.

b) Différenciation des cellules dendritiques : des monocytes élutriés sont mis en culture comme précédemment avec quelques variantes dans le milieu de culture : le milieu de base est du RPMI 1640, le sérum AB est remplacé par 10 % SVF, il n'y a pas d'ajout d'indométhacine ni d'acides aminés non essentiels. Les cytokines additionnées sont du GM-CSF à 800 U/ml et de l'Il-4 à 500 U/ml.

Les cellules spléniques de souris : les cellules sont isolées et resuspendues dans du DMEM additionné de 3 % SVF décomplémenté, de 1 % de glutamine, de 1 % d'antibiotiques, de 1 % d'acides aminés non essentiels, de 100 mM de pyruvate de sodium, 10 mM de tampon Hepes et de 5×10^{-5} M de 2-ME.

Les cellules C3, qui sont dérivées de cellules embryonnaires d'origines C57BL/6, transformées avec le génome VPH-16 entier et l'oncogène ras (Feltkamp MC et coll., 1993) sont cultivées dans du milieu DMEM additionné de 10 % SVF décomplémenté, 1 % de glutamine et de 1 % d'antibiotiques. Avant leur utilisation chez l'animal, les cellules sont lavées dans un milieu sans sérum, après avoir été détachées de leur support par trypsination.

Traitement des cellules par les toxines virales et leur toxoïde: Les PBMC, macrophages, DC ou splénocytes, remis en suspension dans du milieu HL1, sont incubés en absence (contrôle) ou en présence de différentes concentrations des toxines virales ou de leur toxoïde pendant 2 heures avant leur activation.

IV- Expérimentation animale :

Immunogénicité : l'activité immunogénique des toxoïdes a été étudiée chez les souris Balb/c et C57BL/6 femelles, immunisées avec des préparations vaccinales renfermant de l'adjuvant de Salk (ISA51, Seppic). Au jour 0 (J0), un groupe de souris reçoit une injection de 0,2 ml d'une émulsion en ISA51, contenant 50 μg de toxoïde, par voie intramusculaire. Une injection de rappel de 5 μg en ISA51 est donnée à J21 et J60. Un prélèvement sanguin au niveau rétro-orbital est effectué sur chaque souris avant la première injection à J-2 et 12 jours après la dernière immunisation.

La présence dans le sérum d'anticorps de type IgG, dirigés contre la toxine virale correspondant au toxoïde ayant été utilisé comme immunogène, est mesurée par ELISA. L'activité neutralisante de ces anticorps est mesurée à l'aide d'un test d'immunosuppression utilisant les APC. L'induction par l'immunisation de cellules T dirigées contre la toxine virale correspondant au toxoïde ayant été utilisé comme immunogène, est mesurée par le test de lymphoprolifération.

Greffe de cellules tumorales C3: Après amplification, les cellules sont incubées dans de la trypsine/EDTA pendant 3 min de manière à les détacher de leur support. Les cellules sont ensuite lavées deux fois et resuspendues dans du DMEM à la concentration de 5×10^6 cellules/ml. 100 μl de la suspension cellulaire sont injectées en sous-cutanée dans le flanc des souris. Après l'injection des cellules tumorales, la croissance de la tumeur est mesurée deux fois par semaine.

V-Tests biologiques :

Prolifération cellulaire : La prolifération des lymphocytes T est mesurée par un test d'incorporation de thymidine tritiée. Chaque puits reçoit pendant 16 heures 1 μCi de thymidine tritiée. Les cellules sont ensuite récoltées sur des pastilles en fibre de verre (système Automash 2000 de chez Dynatech). La radioactivité incorporée par les cellules, réalisée en présence de liquide de scintillation, est mesurée par un compteur qui détecte les rayonnements β. Les molécules de thymidine tritiée incorporées à l'ADN cellulaire néoformée donnent une émission radioactive proportionnelle au nombre de cellules ayant proliféré.

Immunosuppression :

a) Activation des lymphocytes T : des PBMC, prétraitées par différentes concentrations de toxines virales ou de leurs toxoïdes, sont distribuées dans des plaques 96 puits à fond rond en triplicate à raison de 150 000 cellules par puits et sont ensuite activées avec les antigènes de rappel (PPD et TT à 0,16%). L'activation des lymphocytes T peut également être effectuée avec l'anticorps anti-CD3. Dans ce cas, les PBMC prétraitées sont distribuées, à raison de 150 000 cellules par puits, dans des plaques 96 puits à fond rond sur lesquelles l'anticorps anti-CD3 a été préalablement fixé à une concentration de 40 ng/puits. La culture est effectuée pendant 5 jours dans du milieu HL1 additionné de 5 % de sérum humain AB, 1 % d'antibiotiques, 1 % glutamine. La prolifération des lymphocytes T est mesurée par le test d'incorporation de thymidine tritiée décrit ci-dessus.

b) Induction de la production de cytokines par les APC activées : les APC sont activées par l'IFNγ dans les poches de téflon pendant 16 heures. Les cellules sont ensuite distribuées en triplicate dans des plaques de 96 puits à fond plat dans le milieu HLl sans sérum, puis prétraitées par les toxines virales ou leur toxoïde. Après 16 heures de culture dans du milieu HLl additionné de 5 % de SVF, 1 % d'antibiotiques, 1 % glutamine, la présence de cytokines immunosuppressives ou apoptogènes (IFNα et TNFα) et pro-angiogéniques (IL-6, IL-1β et IL-8) est mesurée.

c) Réaction mixte lymphocytaire (MLR) : des PBMC sont cultivées en présence de cellules dendritiques d'un sujet allogénique (prétraitées par la protéine E7). Dans des plaques 96 puits à fond plat, les lymphocytes sont distribués en triplicate à raison de 100 000/puits. Les cellules dendritiques sont ajoutées dans des rapports variant de 0,1 % à 10% dans un volume final de 200 μl. La coculture est réalisée pendant 6 à 7 jours dans du milieu HLl additionné de 5 % de sérum humain AB, 1 % d'antibiotiques, 1 % glutamine. La prolifération des lymphocytes T est mesurée par le test d'incorporation de thymidine tritiée décrit ci-dessus.

Lymphoprolifération (CMI) : Les PBMC de sujets vaccinés ou non vaccinés et les splénocytes des souris immunisées ou contrôles sont re-stimulés ou non *in vitro* avec l'antigène correspondant. La culture est réalisée pendant 3 jours. La prolifération des lymphocytes T est mesurée par le test d'incorporation de thymidine tritiée décrit ci-dessus. La présence d'IFNγ dans les surnageants est déterminée après 72 heures de culture.

Cytokines : La présence d'IFNα dans les surnageants de culture est mesurée par le test biologique standard de l'IFNα utilisant le système MDBK / VSV (Madin-Darby bovine kidney / vesicular stomatitis virus) (Rubinstein S et coll., 1981). Le contenu des surnageants en IFNγ, TNFα, IL-6, IL-8 et IL-1β a été mesuré par ELISA en suivant les instructions du fournisseur des kits (R&D).

Phénotype des cellules par cytofluorométrie:

a) méthode directe : les cellules sont lavées deux fois en milieu PBS (Phosphate Buffer Saline)/SVF puis comptées et ajustées entre 4 à 6 x 10^5 cellules/ml. 50 μl de la suspension sont ensuite incubés avec 5 μl d'anticorps couplés à un fluorochrome pendant 20 minutes à 4 °C. La suspension est lavée en PBS et le culot est repris dans 300 μl de PBS.

b) méthode indirecte : les cellules marquées, comme précédemment, par un anticorps non couplé sont lavées puis incubées 30 mn à 4 °C avec 5 μl d'anti-souris-PE reconnaissant le premier anticorps. Les cellules sont de nouveau lavées et reprises dans 300 μl de PBS. Après immunomarquage, les tubes sont passés sur un cytomètre en flux EPICS XL 3 couleurs de chez Coulter, équipé d'un laser argon de 488 nm. Les résultats sont analysés avec le logiciel WinMDI. Les seuils de positivité des fluorescences sont déterminés par les suspensions contrôles incubées avec un contrôle isotypique ou un anticorps neutre.

Titre des anticorps spécifiques dans le sérum de souris immunisée mesuré par ELISA . La toxine virale est adsorbée sur la paroi des puits d'une plaque de microtitration (Maxisorp, Nunc) pendant une nuit à 4° C dans un tampon PBS à une concentration de 1 µg/ml. Le lendemain, les puits sont nettoyés avec du PBS/Tween-20 0,1 % (3 lavages). Les puits sont ensuite saturés avec du PBS-SVF 2% pendant 2 heures à 37° C. Les puits sont lavés ainsi qu'il est précédemment décrit avant rajout des sérums contrôles (avant immunisation) et tests (après immunisation), dilués de 2 en 2 dans du PBS/Tween-20 0,1 %/SVF 1 %. Ces sérums sont incubés à 37° C pendant 1h30. Les Ig non fixées sont éliminées par lavage puis l'anticorps secondaire couplé à la peroxydase, un anti-IgG de souris (réf. A2554, SIGMA) est ajouté à une concentration de 1 µg/ml à raison de 100 µl par puits. L'anticorps secondaire est incubé pendant 1h30 à 37° C. L'excès d'anticorps secondaire couplé est ensuite éliminé par lavage. Le substrat constitué de peroxyde d'urée et d'orthophénylènediamine (OPDA) dilué dans un tampon citrate de sodium (0,1 M, pH 5) est transformé par la peroxydase en un métabolite coloré. La réaction est bloquée après 3 minutes par addition d'une solution de H2SO4 (1 M). La densité optique est lue à 490 nm. Une correction à 650 nm est effectuée.

Désignation	Fluorochrome	Fournisseur
CD14	PE	Dako
CD40	PE	Immunotech
CD80	FITC	Immunotech
CD83	PE	Immunotech
CD86	PE	Pharmingen
HLA-DR	Non couplé	Becton Dickinson
HLA-DQ	Non couplé	Immunotech
CD45(ICAM-1)	Non couplé	Immunotech
CD106(VCAM-1)	Non couplé	Immunotech
CD62K (E-Selectin)	Non couplé	Immunotech

Table 4: Anticorps monoclonaux utilisés.

Chapitre I : Analyse des propriétés biologiques d'une préparation vaccinale anti-SIDA dont le principe actif est un dérivé immunogène de la protéine Tat du VIH-1.

Article 1: Procedures for preparing biologically inactive, but immunogenic Tat protein (Tat Toxoid) for human use. (Le Buanec H et Bizzini B, 2000)

Les résultats des recherches que nous avons effectuées dans le laboratoire de Physiologie Cellulaire sur la protéine Tat du VIH-1 m'ont servi de guide pour mes travaux ultérieurs sur l'infection à VPH-16.

La protéine Tat est synthétisée précocement par les cellules infectées par le VIH-1, en réponse à leur activation. Lorsque la protéine Tat est surproduite par les cellules infectées, elle est alors relâchée dans le milieu extérieur. Dans sa configuration extracellulaire, la protéine Tat joue un rôle clé dans l'instauration d'un état d'immunosuppression, dans l'apoptose des cellules T et dans le dérèglement du réseau des cytokines, induisant une production excessive d'IFNα, protéine éminemment immunosuppressive.

Cette immunosuppression a pour conséquence une réplication accélérée du VIH-1 et la progression de l'infection vers le SIDA déclaré. Il est apparu justifié de penser que l'induction d'anticorps anti-Tat capables de neutraliser le Tat extracellulaire devrait permettre d'en bloquer les effets toxiques sur le système immunitaire de l'hôte.

Néovacs a ainsi préparé un vaccin soit préventif ou thérapeutique anti-Sida utilisant comme principe actif l'immunogène Tat toxoïde. Cet immunogène est un dérivé carboxamidé de la protéine Tat native. Les résultats présentés dans cet article montrent que le Tat toxoïde présente deux propriétés majeures nécessaires à son usage vaccinal chez l'homme :

1- une absence de toxicité établie à la fois chez l'animal (souris et lapin) et chez l'homme, lors d'essais cliniques chez des sujets sains et des patients infectés par le VIH-1.

2- une immunogénicité : le Tat toxoïde induit des anticorps dirigés contre la protéine Tat native chez l'animal et chez l'homme. De plus, cet immunogène induit chez l'homme une réponse cellulaire révélée tant *in vitro* (immunité à médiation cellulaire) qu' *in vivo* (hypersensibilité retardée).

RESULTATS

Cet article s'inscrit dans un ensemble expérimental qui a fait l'objet des publications suivantes :

Noonan DM, Gringeri A, Meazza R, Rosso 0, Mazza S, Muca-Perja M, **Le Buanec H**, Accolla RS, Albini A, Ferrini S. Identification of immunodominant epitopes in inactivated Tat-vaccinated healthy and HIV-1-infected volunteers, J Acquir Immune Defic Syndr. 2003 May 1;33(1):47-55.

Le Buanec H. Vêtu C, Lachgar A, Benoit MA, Gillard J, Paturance S, Aucouturier J, Gane V, Zagury D, Bizzini B. Induction in mice of anti-Tat mucosal immunity by the intranasal and oral routes. Biomed Pharmacother. 2001 Jul;55(6):316-20.

Pauza CD, Trivedi P, Wallace M, Ruckwardt TJ, **Le Buanec H**, Lu W, Bizzini B, Burny A, Zagury D, Gallo RC. Vaccination with tat toxoid attenuates disease in simian/HIV-challenged macaques. Proc Natl Acad Sci USA. 2000 Mar 28;97(7):3515-9.

Gringeri A, Santagostino E, Muca-Perja M, **Le Buanec H**, Bizzini B, Lachgar A, Zagury JF, Rappaport J, Bumy A, Gallo RC, Zagury D. Tat toxoid as a component of a preventive vaccine in séronégative subjects. J Acquir Immune Defic Syndr Hum Retrovirol. 1999 Apr 1;20(4):371-5.

Le Buanec H, Lachgar A, Bizzini B, Zagury JF, Rappaport J, Santagostino E, Muca-Perja M, Gringeri A. A prophylactic and therapeutic AIDS vaccine containing as a component tbe innocuous Tat toxoid. Biomed Pharmacother. 1998;52(10):431-5.

Zagury JF, Sill A, Blattner W, Lachgar A, **Le Buanec H**, Richardson M, Rappaport J, Hendel H, Bizzini B, Gringeri A, Carcagno M, Criscuolo M, Burny A, Gallo RC, Zagury D. Antibodies to the HIV-1 Tat protein correlated with nonprogression to AIDS: a rationale for the use of Tat toxoid as an HIV-1 vaccine. J Hum Virol. 1998 May-Jun;1(4):282-92.

Biomed & Pharmacother 2000 ; 54 : 41-4

Procedures for preparing biologically inactive, but immunogenic HIV-1 Tat protein (Tat Toxoid) for human use

H. Le Buanec, B. Bizzini

Laboratoire de Physiologie Cellulaire Université Pierre et Marie Curie Box 198, 4, place Jussieu RC, 75005 Paris, France

Summary – Extracellular Tat can exercise its deleterious effects on cells surrounding HIV-1-infected cells and allow spreading of virus. Extracellular Tat should be neutralized by anti-Tat vaccination using as an immunogen a functionally inactivated but immunogenic Tat preparation (Tat toxoid). In the present paper we show that native Tat can be inactivated without impairment of its immunogenicity by subjecting it to various chemical treatments. Since the carboxyamidation reaction can be easily monitored and the carboxyamidated Tat retained the whole immunogenicity of the native molecule, it should be the toxoid of choice for mass immunization. © 2000 Éditions scientifiques et médicales Elsevier SAS

HIV-1 / Tat / toxoid / vaccination

The HIV-1 regulatory transactivating transcriptional Tat protein is released into the extracellular compartment where it acts as a true viral toxin [1]. On uninfected cells the Tat protein may exercise its deleterious effects inducing immunosuppression, T-cell apoptosis and cytokine dysregulation. All these events can contribute to HIV-1 replication and evolution to AIDS. It results therefrom that efforts should be expended to neutralize extracellular Tat by mounting an anti-Tat antibody response. Effective and safe immunization is dependent on the availability of a good immunogen, namely of a toxoid, the latter being defined as a biologically inactive but immunogenic protein.

A still universally applied procedure for detoxifying toxins had first been described by Ramon [2] who detoxified diphtheria toxin by subjecting it to formaldehyde treatment at 37° C for three weeks. He found that the resulting toxoid was atoxic, but had preserved the immunogenicity of the toxin. As for detoxifying toxin, Tat toxoid, devoid of the known deleterious effects of the native Tat but immunogenic to native Tat, can be prepared by chemical treatment, by the addition of inactivating reagents or, in case of DNA vaccination, mutation of Tat gene [3].

MATERIAL AND METHODS

Reagents

HIV-1 Tat recombinant protein was expressed in *E. coli* and purified by affinity chromatography as described by J. Rappaport [3].

HIV-1 virus stock: HIV-1 consisted of the supernatant (SN) of a permanent cell culture infected with a laboratory NSI virus isolate (Strain Z96, reverse transcriptase activity $= 800 \times 10^3$ cpm/mL).

PPD is a gift from the Institut Mérieux (France), IL2 is from Roussel-Uclaf (Paris), IL4 from Roussel-Uclaf (Paris) and PHA from Difco (Detroit, IL).

The ELISA kit used to detect p24 antigenemia in culture SN was purchased from NEN-Dupont (Geneva).

Formaldehyde was a 37% and glutaraldehyde a 25% solution from Sigma. Iodacetic acid, iodoacetamide, Ellman's reagent, N-ethylmaleimide, Tris-HCl, Dithiothreitol, ethylacetimidate, HCl, phenylglyoxal, β-mercapto-ethanol, guanidine, HCl and urea were all from Sigma.

Procedures of Tat inactivation

Formaldehyde treatment: 2 mL of Tat protein at a concentration of 1 mg/mL in 0.07 M disodium phosphate, pH = 8.2 were added, under agitation, with 114 μL of a 1:10 dilution of formaldehyde. After adding merthiolate at 1:10,000 ratio, the mixture was incubated at 37° C for nine days before being dialyzed against a few changes of PBS.

Glutaraldehyde treatment: 2 mL of Tat protein at a 1 mg/mL concentration in 0.07 M Na_2HPO_4 were added with a 1:10 dilution of 25% glutaraldehyde solution, under agitation, to achieve a 0.002 M concentration. The glutaraldehyde action was stopped after 6 min by the addition of 2 M glycine and the reaction allowed to take place for 1 h with the latter. The mixture was then dialyzed against a few changes of PBS.

Amidination: ethylacetimidate reacts preferentially, under defined conditions, with lysyl residues of proteins. For this, 1 mL of Tat protein at a concentration 1.5 mg/mL in 0.1 M borate buffer, pH 8.5, was cooled in an ice bath and added with 4 μL of an ethylacetimidate solution at 12.5 mg/mL in 5 N NaOH. The reaction was allowed to take place at 0° C, under agitation, for 2 h. The reaction mixture was added with 10 μL of mouse serum and dialyzed against a few changes of PBS.

Modification of arginyl residues: for this, 50 μL of a solution at 20 mg/mL of phenylglyoxal, 1 H_2O in PBS were added to 1 mL of a 1 mg/mL solution of Tat in PBS.

The reaction was allowed to take place at 37° C, under agitation, for 60 min, away from light. The reaction mixture was dialyzed against PBS at 4° C.

Blockade of sulfhydryl groups according to Frankel [4]: various methods were used for blocking SH groups.

Dithionitrobenzoate treatment: for this, 1.5 mL of a 1.5 mg/mL solution of Tat was dialyzed overnight against 0.3 M Tris HCl buffer, pH 7.4, containing 10 mM EDTA and 6 M guanidine. After dialysis the volume was reduced down to 1.1 mL (Tat conc. 2 mg/mL). To this solution were added 8 mg of DTNB in solution in 0.5 mL of 0.1 M phosphate buffer, pH 8.0, and the mixture was reacted for 30 min at laboratory temperature, away from light. After reaction, the mixture was dialyzed successively against Tris, HCl, EDTA buffer containing 8 M, 4 M, and 2 M urea and finally against PBS.

Maleimidation: to 4.95 mL of a solution of Tat at 0.33 mg/mL in 0.03 M Tris, HCl buffer pH 7.4, containing 10 mM EDTA, were added 147 μL of an N-Ethylmaleimide solution at 12.5 mg/mL. The reaction was allowed to take place at room temperature for 3 h. The reaction mixture was subsequently dialyzed against a few changes of PBS.

Carboxymethylation: a 1 mg/mL Tat protein solution in 0.3 M Tris, HCl 0.3 M pH8–8.4 containing 6 M Guanidine and 10 mM DTT was added with 0.5 M iodoacetic acid (28 μL/mL of Tat solution) under a nitrogen barrier and the mixture reacted for 90 min at 37° C. The reaction was stopped by adding 0.65 μL/mL of β-mercapto-ethanol, under a nitrogen barrier, and incubation was prolonged for 1 h at 37° C. The reaction mixture was then dialyzed successively against Tris, HCl buffer containing 8 M, 4 M and 2 M urea and finally against PBS.

Carboxyamidation: carboxyamidation was carried out essentially as described for carboxymethylation, substituting iodoacetamide for iodoacetic acid.

Cells

Human PBMC: Heparinized blood was collected from healthy human volunteers and PBMC were isolated by Ficoll/Hypaque.

Antigen-presenting cells (APCs): Monocytes elutriated by countercurrent from PBMC were used as antigen-presenting cells (APC) or cultured at 2.5 x 10^6/mL in Teflon Life cell bags (Baxter, Deerfield, IL) at 37° C in IMDM containing fetal calf serum (10%) and granulocyte/macrophage colony stimulating factor (50 ng/mL). Monocytes differentiated into macrophages (CD14+, CD1a-) were harvested at day 6. Alternatively, monocytes were cultured in RPMI containing fetal calf serum (10%) and granulocyte/macrophage colony stimulating factor (50 ng/mL) plus IL-4 (1,000 U/mL) (Roussel, France). At day 6, these cells showed typical differentiated dendritic morphology (CD14-, CD1a+). Characterization of purified APC was performed using flow cytometry.

Cell treatment

HIV-1 infection: PBMC (10^6 cell/mL) were activated for 48 h with (PHA)-P (3 μg/mL). These cells were pelleted and incubated at room temperature for 90 min with 1 mL of a 1:10 dilution of virus stock and washed twice.

PBMC, macrophages and dendritic cells were activated with recall antigen (PPD) (3 μg/mL). HIV-1-infected PBMC were cultured for 6 days in medium supplemented with IL2 (100 units/mL).

Tat and Tat derivatives pretreatment. PBMC, macrophages, dendritic cells or HIV-1-infected PBMC were incubated in serum-free HL-1 medium with (experimental) or without (control) Tat at various concentrations (50–1,000 nM) for 2–3 h at 37° C prior to stimulation.

Animal experimentation

Swiss mice of 20 g body weight were used for immunization and toxicity determinations. Immunized mice were primed by 20 μg of Tat toxoid or Tat toxin in CFA emulsion (1:1), and a booster injection of 5 μg in IFA was given after 3 weeks. Control mice were similarly injected with

Table I. Effects on native Tat of its toxoidation by various chemical procedures.

Preparations	Antigenicity (%)	Biological activity[1] (%)	Immunogenicity[2] in mice (%)
Native Tat	100	100	100
Formolinized Tat	90	0	60
Tat treated with glutaraldehyde	100	0	100
Amidinated Tat	90	40	50
Tat modified on Arg residues	90	30	50
Tat modified on Cys residues			
1) DTNB	90	0	10
2) Maleimidation	90	60	100
3) Carboxymethylation	90	0	90
4) Carboxyamidation	100	0	100

[1]Biological activity was determined by the Cat assay, the measurement of p24 antigen production, the production of IFNα by cultured macrophages and the capacity to induced immunosuppression of T cells (see text).
[2]Immunogenicity was tested according to Material and Methods.

adjuvant, without immunogen. Sera of mice were taken one week after boostering for Ab determination.

Assays

Tat toxoid purification was assessed by HPLC using a C4 column.

CAT assay: It was performed using the kit developed by Boehringer Mannheim [5].

T cell proliferation was measured by 3H-Thymidine incorporation [6].

Titration of IFNα: IFNα was assayed in culture supernatants by the Standard Biological Test using MDBK cells and VSV [7].

HIV-1 titration: Detection of p24 release in cell culture supernatants of HIV-1-infected PBMC was performed according to the manufacturer's protocol.

Serum Abs: Specific anti-Tat Abs were measured by ELISA using native Tat (50 ng) for coating the plates. Results were expressed either as the optical density (O.D.) measured at serum dilution of 1:500 or as the inverse of the highest dilution at which an O.D. ≥ 0.3 was measured.

RESULTS AND DISCUSSION

Functional inactivation of the Tat protein has been attempted using the conventional method of formaldehyde treatment and the more recently described method of glutaraldehyde treatment, both of which were effective in detoxifying bacterial protein toxins. In addition, we have investigated the effect on the Tat molecule of the chemical modification of specific amino acid residues, namely lysyl, arginyl and cysteinyl residues.

The results summarized in *table I* first show that native Tat displays a series of functional effects as tested

by the reference CAT assay, the measurement of p24 antigen production that reflects its capacity to promote HIV-1 replication, the production of IFNα by cultured macrophages and its capacity to induce immunosuppression of T cells. Native Tat was also found to be strongly immunogenic in mice.

Now, when the Tat protein was treated for 9 days at 37° C with formaldehyde under the conditions specified in Materials and Methods, the Tat molecule was quasi-inactivated and retained most of the antigenicity and immunogenicity of native Tat. As could be anticipated from the effect of formaldehyde on Tat, glutaraldehyde treatment also resulted in the complete loss of the biological activity while both the antigenicity and immunogenicity of the native molecule were fully preserved (100%).

In contrast, specific modification of either lysyl or arginyl residues of Tat resulted in only incomplete functional inactivation of Tat molecule (60 to 70%) and in some reduction of immunogenicity (50%). On the other hand, modification of cysteinyl residues of the Tat molecule yielded results at variance. In effect, modification of SH groups with DTNB suppressed both functional (70%) and immunogenic (90%) activities of Tat, whereas maleimidation preserved immunogenicity (100%), but only partially reduced (by 40%) biological activity of Tat. Since substitutions with DTNB and N-ethyl maleimide were carried out in the absence of a reducing agent, it is difficult to know at which extent the reaction took place. Of interest, both carboxymethylation and carboxyamidation carried out in denaturing and reducing conditions yielded products completely inactivated, but highly immunogenic. Furthermore, as represented in *figure 1*, the carboxyamidated Tat compared to the native Tat was homogeneous

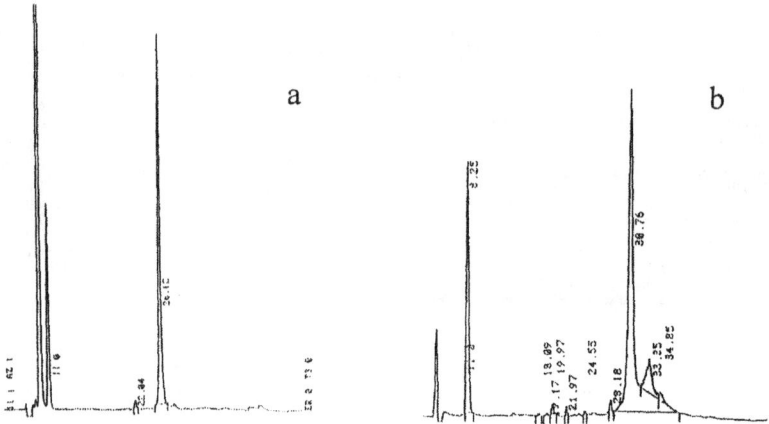

Figure 1. Elution pattern in HPLC on a C4 column of: a) Native Tat; b) Carboxyamidated Tat after 2-month storage at 4° C.

as assessed by HPLC after two months of storage at 4° C. Furthermore, it should be mentioned that carboxyamidated Tat was more effective as an immunogen than carboxymethylated Tat. As a consequence, the former preparation should be the one used for mass vaccination.

In macaques, Tat toxoid prepared by carboxyamidation proved to be safe, immunogenic towards the native Tat protein and effective [manuscript submitted], as has been native Tat [8]. An exploratory trial in a few seronegative human volunteers [9] and immunocompromised patients [10] has also confirmed the safety of the inactivated Tat and its immunogenicity.

ACKNOWLEDGMENTS

The study has been supported by NEOVACs (Paris, France). The authors acknowledge the excellent technical assistance of M. Sébastien Paturance and his group from the animal department of CNRS (Institut Jacques-Monod, Paris, France).

REFERENCES

1 Zagury D. A naturally unbalanced combat. Nature Med 1997 ; 3 : 156-7.

2 Ramon G. Sur le pouvoir floculant et les propriétés immunisantes d'une toxine diphtérique rendue anatoxique (anatoxine) CR Hebd Séances Acad Sci 1923 ; 177 : 1338-40.

3 Rappaport J, Lee SJ, Khalili K, Wong-Staal F. The acidic amino-terminal region of HIV-1 Tat protein constitutes an essential activating domain. New Biol 1989 ; 1 : 101-10.

4 Frankel AD, Pabo CO. Cellular uptake of the tat protein from human immunodeficiency virus. Cell 1988 ; 55 : 1189-93.

5 Gorman CM, Moffat LF, Howard BH. Recombinant genomes which express chloramphenicol acetyltransferase in mammalian cells. Moll Cell Biol 1982 ; 2 : 1044-51.

6 Zagury D, Lachgar A, Chams V, Fall LS, Bernard J, Zagury JF, et al. Interferon alpha and Tat involvement in the immunosuppression of uninfected T cells and C-C chemokine decline in AIDS. Proc Natl Acad Sci USA 1998 ; 95 : 3851-6.

7 Rubinstein S, Familletti PC, Pestka S. Convenient assay for interferons. J Virol 1981 ; 37 : 755-8.

8 Cafaro A, Caputo A, Fracasso C, Maggiorella MT, Goletti D, Baroncellis, et al. Control of SHIV-89.6P-infection of cynomolgus monkeys by HIV-1 Tat protein vaccine. Nat Med 1999 ; 5 : 643-50.

9 Gringeri A, Santagostino E, Muça-Perja M, Le Buanec H, Bizzini B, Lachgar A, et al. Tat-Toxoid, a safe and immunogenic component for a preventive vaccine in seronegative subjects. JAIDS 1999 ; 20 : 371-5.

10 Gringeri A, Santagostino E, Muça-Perja M, Manucci PM, Zagury JF, Bizzini B, et al. Safety and immunogenicity of HIV-1 Tat toxoid in immunocompromised HIV-1 infected patients. J Hum Virol 1998 ; 1 : 293-8.

Chapitre II : Mise eu évidence du rôle de la protéine oncogène E7vPH-16 dans l'échappement immunitaire de cellules cancéreuses dont le processus tumoral est induit par le VPH-16.

Article 2 : Induction of cellular immunosuppression by the human papillomavirus type 16 E7 oncogenic protein (Le Buanec H et coll., 1999a)

Article 3: HPV-16 E7 but not E6 oncogenic protein triggers both cellular immunosuppression and angiogenic processes (Le Buanec H et coll., 1999b)

Il y a plus d'un demi siècle que l'immunologiste australien F.M. Burnet a émis sa théorie de l'échappement immunitaire des cellules cancéreuses qui lui a valu le Prix Nobel, en 1960 (Burnet FM, 1970). De fait, dans les cancers, le développement des cellules tumorales est associé à une absence de réponse cellulaire aux antigènes tumoraux. La chronicité des infections à VPH-16 au sein des organes génitaux et particulièrement du Col utérin de la femme, conduisant à plus ou moins long terme à des lésions de grade élevé, de type dysplasique (CIN3) et ultimement à un cancer *in situ* (CIN4) apparaît être associée de fait à un dysfonctionnement de l'immunité cellulaire. Pour expliquer l'échappement immunitaire des cellules cancéreuses dépendantes du VPH-16, notre équipe a recherché un facteur d'origine virale pouvant être relâché par les cellules cancéreuses dans leur microenvironnement. Ce facteur, dans sa configuration extracellulaire, induirait tout comme la protéine Tat du VIH-l des effets délétères sur les cellules du système immunitaire. Ce chapitre présente les résultats de 2 articles complémentaires qui montrent que la protéine oncogène E7vPH-16 se comporte comme une véritable toxine virale de la même manière que la protéine Tat vIH-l :

- La protéine $E7_{VPH-16}$ peut être relâchée par les cellules cancéreuses VPH-16 dépendantes, telles les cellules SiHa, tout comme la protéine Tat est relâchée par les cellules infectées par le VIH-1.

- La protéine $E7_{VPH-16}$ extracellulaire et non la protéine $E6_{VPH-16}$ inhibe les réactions immunitaires cellulaires, tout comme la protéine Tat_{VIH-1}.

- La paralysie immunitaire induite par la protéine $E7_{VPH-16}$ est médiée par la surproduction d'IFNα et de TNFα par les APC. Ces cytokines, immunosuppressives et apoptogènes sont également surproduites en présence de la protéine Tat_{VIH-1}.

Biomed & Pharmacother 1999 ; 53 : 323-8
© Elsevier, Paris

Original article

Induction of cellular immunosuppression by the human papillomavirus type 16 E7 oncogenic protein

H. Le Buanec[1], A. Lachgar[1], R. D'Anna[1], J.F. Zagury[1], B. Bizzini[1], J. Bernard[2], D. Ittelé[2], S. Hallez[3], C. Giannouli[3], A. Burny[3], D. Zagury[1]

[1] Laboratoire de Physiologie Cellulaire, Pierre et Marie Curie University, 4, place Jussieu, Tour 32, BP 198, 75005 Paris; [2] Institut Jean Godinot, Reims, France; [3] Laboratoire de Chimie Biologique, Département de Biologie Moléculaire, Université Libre de Bruxelles, Rhodes-Saint-Genèse et Institut Jules Bordet, Brussels, Belgium

Summary – The human papillomavirus type 16 (HPV-16) E7 oncogenic protein is found in the culture supernatant of SiHa cells, a cervical carcinoma cell line. Extracellular E7 protein, acting as a viral toxin in human immune cells, induces the overproduction of the immune suppressive IFNα cytokine by APCs, and inhibits the T-cell response to recall and allogenic antigens. These effects should be taken into account for the design of anti-human cervical carcinoma vaccines. © 1999 Elsevier, Paris

cervical carcinoma / E7 protein / human papillomavirus / HPV-vaccine / immunosuppression

Malignant tumor growth involves not only an intrinsic alteration of the mechanisms regulating cell proliferation, but also an alteration of the peculiar stroma surrounding cancer cells. Indeed, the tumoral connective tissue harbors both angiogenic blood vessels [1], and immune cells described as tumor infiltrating lymphocytes (TIL) [2], whose response to cancer antigens is inhibited [3].The lack of a cellular immune response to cancer cells illustrates the concept of 'immune surveillance escape' postulated 50 years ago by Burnet [4]. In HPV-induced uterin cervical carcinoma (UCC), the two viral oncoproteins E6 and E7 which are expressed by cancer cells, impair the control of cell replication by interfering with the well known oncosuppressive factors p53 and retinoblastoma (RB) respectively [5-8]. Since high levels of E7 protein are found in the cells [9], we hypothesized that this HPV early protein might be released in the extracellular fluid, as has been shown for the viral regulatory protein Tat during HIV-1 acute infection [10, 11].

We also questioned whether E7 in its extracellular configuration could play a role in the suppression of the immune response to cancer cells, as does extracellular Tat by inhibiting the cellular immune response [12-14]. In this study, we show that the HPV-16 E7 protein is released into the extracellular compartment of SiHa cells, an UCC line [15], and that this protein, in its extracellular configuration, can induce the inhibition of immune activated human T-cells.

MATERIALS AND METHODS

Reagents

HPV-16 E7 recombinant protein was expressed in E. coli and purified by affinity chromatography as described [16].

Antibodies

Hyperimmune HPV-16 E7 antisera were raised in immunized Bouscat rabbits. The anti-E7 Ab titer, as measured by ELISA, was over 120,000-1. Control sera were from unimmunized Bouscat rabbits, and murine anti-CD3 Abs were purchased from Ortho Diagnostics (Roissy, France).

Cytokines and activators

Recombinant IFNγ was provided by Professor A. Turano (Brescia, Italy). Tuberculin purified protein derivative (PPD) was provided from the Institut Mérieux (Lyon, France), and IL4 provided from Roussel-Uclaf (Paris, France).

Cells

The SiHa cell line was obtained from the American type culture collection (Manassas, USA). This cell line was derived from a human carcinoma of the cervix [15] and synthesizes the HPV type 16 E6 and E7 oncogenic proteins. These cells were maintained in Eagle's modified essential medium containing 10% fetal calf serum (FCS). Cells (8-10 x 10⁶) were incubated overnight with 1 mL of serum free culture medium. The cell count was similar before and after incubation. Furthermore, Giemsa staining showed that pre- and post-incubation cells were morphologically normal, but a more basophilic cytoplasm and larger nucleoli were found in post-incubation cells. The culture supernatant (SN) was collected by conventional centrifugation at 1,500 rpm for 5 min, and the supernatant re-centrifuged at 3,000 rpm for 15 min to remove cell debris.

Human PBMC

Heparinized blood was collected from healthy human volunteers and peripheral blood mononuclear cells (PBMCs) were isolated by Ficoll/Hypaque and stimulated either by recall antigen (PPD, 3 µg/mL) or anti-CD3 Abs (1/100). In addition, PBMCs were co-cultured with purified allogenic dendritic cells (DC) at a ratio of 0.1:1 in a mixed lymphocyte reaction (MLR).

Antigen presenting cells (APCs)

Monocytes elutriated by counter current from PBMCs were used as antigen presenting cells (APC) or cultured at 2.5 x 10⁶/mL in teflon life cell bags (Baxter, Deerfield, Il, USA) at 37 °C in Iscove's modified Dulbecco's medium containing FCS (10%) and granulocyte/macrophage colony-stimulating factor (50 ng/mL) [17]. Monocytes which had differentiated into macrophages (CD14⁺, CD1a⁻) were harvested at day 6. Alternatively, monocytes were cultured in RPMI 1640 medium containing FCS (10%) and granulocyte/macrophage colony-stimulating factor (50 ng/mL) plus IL-4 (1,000 units/mL). At day 6, these cells showed typical differentiated dendritic morphology (CD14⁻, CD1a⁺). Characterization of purified APC was performed by flow cytometry.

E7 pretreatment

PBMCs, macrophages, or DCs were incubated in serum-free HL-1 medium with (experimental) or without (control) E7 protein at various concentrations (1–10 µg/mL) for 2–3 h at 37 °C before activation.

Assays

Dot ELISA
The presence of E7 protein in the SiHa culture SN was detected by the dot 'immunobinding' assay described by Hawkes et al. [18] using nitrocellulose membranes (S-S Protran BA 83, Schleicher and Schuell, [Ecquevilly, France], 0.2 mg). We applied culture medium as supernatant controls. SiHa and control supernatant (3 µL) were spotted on the membrane and the dots were treated with rabbit anti-E7 hyperimmune serum (1:500 dilution). Rabbit Abs were detected by a goat anti-rabbit IgG coupled to peroxidase followed by OPD staining. The specificity of the reaction was asserted by supernatant samples treated with an unrelated serum (rabbit anti-Tat serum). Under our experimental conditions, 0.5 pg of E7 recombinant protein was measurable as a light dot.

T-cell proliferation
T-cell proliferation was measured by ³H-thymidine incorporation [14].

Titration of IFNα
IFNα was assayed in culture supernatants by the standard biological test using MDBK cells and VSV [19].

FACS analysis
FACS analysis was performed on DCs by diffraction for morphology and using various phenotypic markers.

RESULTS

SiHa culture supernatants contain HPV-16 E7 protein

The presence of E7 protein in SiHa but not control supernatants, was ascertained by dot-ELISA (figure 1, lane 2). When rabbit hyperimmune anti-HPV-16 E7 serum was replaced by a rabbit anti-Tat serum, no stain was apparent in the dot (figure 1, lane 3).

HPV-16 E7 protein inhibits the cellular immune response of antigen stimulated human T-cells

In human E7 pretreated PBMCs stimulated with PPD, the immune cell response, as measured by T-cell proliferation, was reduced in a dose-dependent manner (figure 2a). Furthermore, anti-CD3 stimulation of T-cells was also inhibited by E7 pretreatment (figure 2b). Finally, the T-cell response in E7 pretreated PBMCs originating from two different donors co-cultured with purified allogenic DCs was also strongly suppressed.

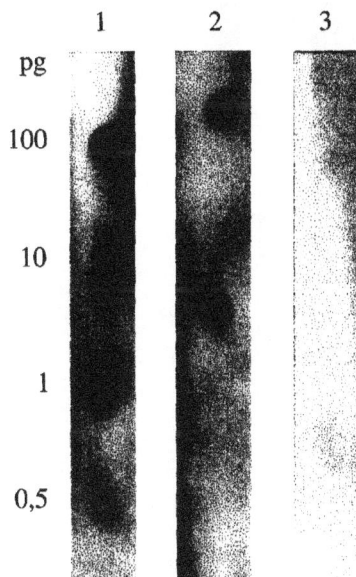

Figure 1. Dot ELISA. Results obtained in assays of 18 h SiHa culture supernatants for the presence of extracellular E7 protein. On the first strip were spotted purified E7 recombinant protein. On the second and third strips were deposited: top spot: three times 1 μL of SN1 (SiHa culture); bottom spot: 3 times 1 μL of SN2 (culture medium). The first and the second strip was revealed with an anti-E7 antiserum and the third strip with an unrelated antiserum.

The inhibition was more marked when stimulator DCs were at a low ratio *(figure 2c* and *d).* By contrast, abnormally high ratios of DC:responder cells decreased allogenic T-cell response in the control, but not in the E7 pretreated responder cells (not shown).

HPV-16 E7 protein enhances the production of IFNα by APC and PBMC

IFNγ-stimulated macrophages and DCs, both potent producers of IFNα [20], released into the culture supernatant higher levels of IFNα after treatment with E7 protein. The antiviral activity of IFNα as measured by the standard biological assay, was increased by 4–6 and 7–8 $\log_2$ dilution in macrophages and DCs respectively *(figure 2e).* Also, E7 pretreated PBMCs overproduced IFNα following PPD stimulation *(figure 2f).*

HPV-16 E7 protein induces premature maturation and phenotypic differentiation of dendritic cells

The morphology (size and structure), as evaluated by diffraction *(figure 3a),* membrane phenotype (including CD14, HLA DR and DQ, CD40, CD80 and CD86 adhesion), coactivation molecules, or CD83 terminal differentiation markers *(figure 3b),* were clearly modified in E7 pretreated DCs when compared to control DCs.

DISCUSSION

This study focused on the mechanisms by which cancer cells may escape immune surveillance. In our model of AIDS immunopathogenesis, we showed that the regulatory protein Tat, released in the extracellular compartment where it acts as a viral toxin on uninfected immune cells, contributes to the immunosuppression triggered during acute HIV-1 infection. This model prompted us to investigate whether the HPV-16 E7 oncoprotein synthesized by cervical cancer cells was also involved in the inhibition of the immune response to cancer cells.

We showed that E7 protein was consistently found in the culture supernatants of SiHa cell cultures. Whether E7 protein is exported by a cell membrane active transport mechanism, or released by passive diffusion from cellular ghosts and debris has yet to be determined. Whatever its origin, the circulating E7 protein is likely to account for the frequent increase of anti-E7 Abs in the serum of patients with CxCa [21]. We also found that extracellular E7 protein, as a soluble factor, inhibits the cellular immune response of T-cells in activated human PBMCs. Of interest, in contrast to the situation with human lymphocytes, the response of activated murine lymphocytes was not suppressed by E7 pretreatment (not shown). It should be noted that by analogy to Tat, the E7-induced immunosuppression is at least in part due to the overproduction of IFNα, the well-known immunosuppressive cytokine synthesized by APCs *(figure 2e* and *f).* Interestingly, the E7-triggered IFNα overproduction by APCs is further associated with phenotypic changes underscoring evolution to terminal differentiation of these cells *(figure 3).*

This study stresses that in order to trigger an effective immune cell response to human CxCa cells, HPV-16 E7-induced immunosuppression should be controlled. This control can be performed by specific Abs which neutralize soluble E7 protein to antagonize the effects

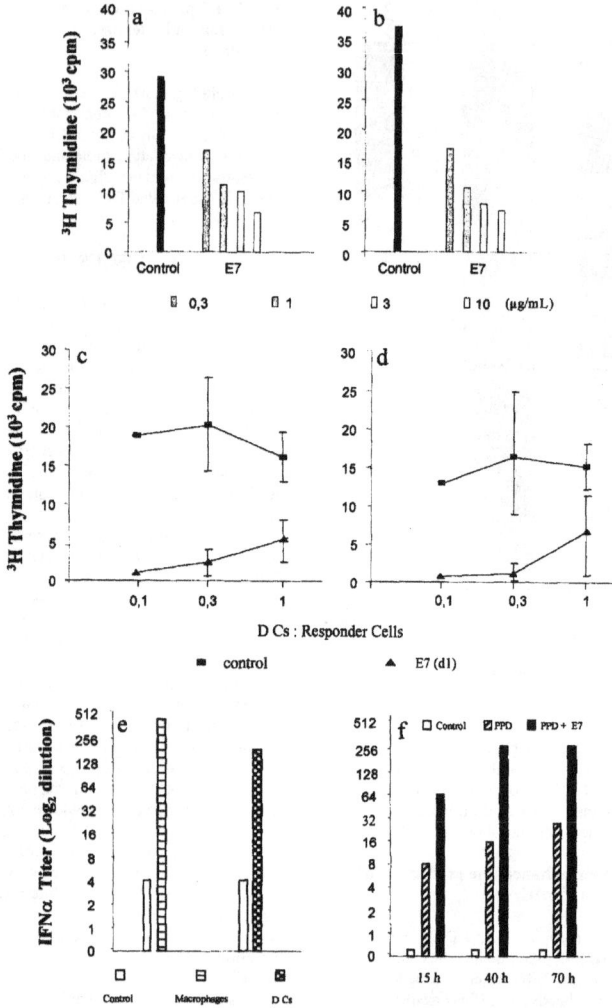

Figure 2. Immunosuppression induced by HPV E7 protein on T-cells and APCs. E7-pretreated and control untreated PBMCs were stimulated by PPD (a), anti-CD3 (b), and allogenic cells (c and d). T-cell response was assayed by a ³H-thymidine incorporation test [13]. Production of the immunosuppressive IFNα cytokine by E7 pretreated macrophages compared with untreated controls as measured by IFNα standard biological assay using VSV and MDBK cells. Results are expressed in log₂ dilution (e and f).

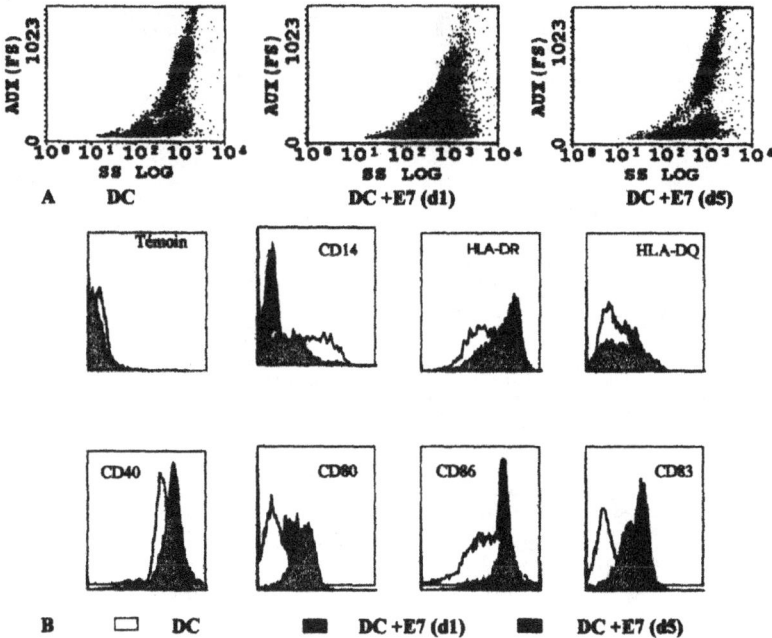

Figure 3. Flow cytometry of purified dendritic cells after one and five days. Analysis by diffraction. Note the change in size of E7-treated compared with control DCs. Panel of phenotypic markers including CD14, HLADR, DQ, CD40, CD80, CD86, and CD83.

of this protein. Therefore, a vaccine against UCC should not only target the induction of a specific cellular immune response including CTLs [22], but it should also raise high titers of specific Abs which block the immunosuppressive E7 soluble protein. We are currently designing an anti-UCC composite vaccine constituted by two immunogenic components: (1) a chemically inactivated, but still immunogenic, E7 protein (E7 toxoid) to trigger high titers of anti-E7 Abs as initially obtained with Tat toxoid [23]; and, (2) a recombinant pox virus carrying HPV-16 E6 and/or E7 coding sequences, which could trigger a cellular response including CTLs against UCC cells [24], as long as this response in humans is not compromised by the E7-induced cellular immunosuppression.

ACKNOWLEDGEMENT

This work was supported from the association ARS. We thank C. Péchenet and E. Gueorguieva for their excellent editorial assistance.

REFERENCES

1 Folkman J The role of angiogenesis in tumor growth. Semin Cancer Biol 1992 ; 3 : 65-71.
2 Karpati RM, Banks SM, Malissen B, Rosenberg SA, Sheard MA, Weber JS, et al. Phenotypic characterization of murine tumor infiltrating T-lymphocytes. J Immunol 1991 ; 146 : 2043-51.
3 Young MR, Wright MA, Lozano Y, Matthews JP, Benefield J, Prechel MM. Mechanisms of immune suppression in patients with head and neck cancer: influence on the immune infiltrate of the cancer. Int J Cancer 1996 ; 67 : 333-8.

4   Burnet FM. The concept of immunological surveillance. Prog Exp Tumor Res 1970 ; 13 : 1-27.

5   Scheffner M, Munger K, Byrne JC, Howley PM. The state of the p53 and retinoblastoma genes in human cervical carcinoma cell lines. Proc Natl Acad Sci USA 1991 ; 88 : 5523-7.

6   Madrigal M, Janicek MF, Sevin BU, Perras J, Estape R, Penalver M, et al. In vitro antigen therapy targeting HPV-16 E6 and E7 in cervical carcinoma. Gynecol Oncol 1997 ; 64 : 18-25.

7   Scheffner M, Munger K, Huibregtse JM, Howley PM. Targeted degradation of the retinoblastoma protein by human papillomavirus E7-E6 fusion proteins. EMBO J 1992 ; 11 : 2425-31.

8   Elbel M, Carl S, Spaderna S, Iftner T. A comparative analysis of the interactions of the E6 proteins from cutaneous and genital papillomaviruses with p53 and E6AP in correlation to their transforming potential. Virology 1997 ; 239 : 132-49.

9   Nasseri M, Gage JR, Lorincz A, Wettstein FO. Human papillomavirus type 16 immortalized cervical keratinocytes contain transcripts encoding E6, E7, and E2 initiated at the P97 promoter and express high levels of E7. Virology 1991 ; 184 : 131-40.

10 Ruben S, Perkins A, Purcell R, Joung K, Sia R, Burghoff R, et al. Structural and functional characterization of human immunodeficiency virus tat protein. J Virol 1989 ; 63 : 1-8.

11 Ensoli B, Buonaguro L, Barillari G, Fiorelli V, Gendelman R, Morgan RA, et al. Release, uptake, and effects of extracellular human immunodeficiency virus type 1 Tat protein on cell growth and viral transactivation. J Virol 1993 ; 67 : 277-87.

12 Viscidi RP, Mayur K, Lederman HM, Frankel AD. Inhibition of antigen induced lymphocyte proliferation by Tat protein from HIV-1. Science 1989 ; 246 : 1606-8.

13 Zagury JF, Lachgar A, Bernard J, Bizzini B, Astgen A, Lecoq H, et al. A critical role of Tat and IFNα in the HIV1-induced immunosuppression leading to AIDS. Cell Pharmacol AIDS Sci 1996 ; 3 : 97-103.

14 Zagury D, Lachgar A, Chams V, Fall LS, Bernard J, Zagury JF, et al. Interferon-α and Tat involvement in the immunosuppression of uninfected T-cells and C-C chemokine decline in AIDS. Proc Natl Acad Sci USA 1998 ; 95 : 3851-6.

15 Friedl F, Kimura I, Osato T, Ito Y. Studies on a new human cell line (SiHa) derived from carcinoma of uterus. I. Its establish-ment and morphology. Proc Soc Exp Biol Med 1970 ; 135 : 543-5

16 Hallez S, Detremmerie O, Giannouli C, Thielemans K, Gajewski TF, Burny A, et al. Interleukin-12-secreting human papillomavirus type 16 transformed cells provide a potent cancer vaccine that generates E7-directed immunity. Int J Cancer 1999 ; 81 : 428-37

17 Sallusto F, Lanzaveechia A. Efficient presentation of soluble antigen by cultured human dendritic cells is maintained by granulocyte/macrophage colony-stimulating factor plus interleukin 4 and down-regulated by tumor necrosis factor alpha. J Exp Med 1994 ; 179 : 1109-18.

18 Hawkes R, Niday E, Gordon J. A dot-immunobinding assay for monoclonal and other antibodies. Ann Biochem 1982 ; 119 : 142-7.

19 Rubinstein S, Familletti PC, Pestka S. Convenient assay for interferons. J Virol 1981 ; 37 : 755-8.

20 Ferbas JJ, Toso JF, Logar AJ, Navratil JS, Rinaldo CR. CD4⁺ blood dendritic cells are potent producers of IFNα in response to in vitro HIV-1 infection. J Immunol 1994 ; 152 : 4649-62.

21 Fisher SG, Benitez-Bribiesca L, Nindl I, Stockfleth E, Muller M, Wolf H, et al. The association of human papillomavirus type 16 E6 and E7 antibodies with a stage of cervical cancer. Gynecol Oncol 1996 ; 61 : 73-8.

22 De Bruijn ML, Schuurhuis DH, Vierboom MP, Vermeulen H, de Cock KA, Ooms ME, et al. Immunization with human papillomavirus type 16 (HPV16) oncoprotein-loaded dendritic cells as well as protein in adjuvant induces MHC class I restricted protection to HPV-16-induced tumor cells. Cancer Res 1998 ; 58 : 724-31.

23 Le Buanec H, Lachgar A, Bizzini B, Zagury JF, Rappaport J, Santagostino E, et al. A prophylactic and therapeutic AIDS vaccine containing as a component the innocuous Tat toxoid. Biomed Pharmacother 1998 ; 52 : 431-5.

24 Chen L, Mizuno MT, Singal MC, Hu SL, Galloway DA, Hellstrom I, et al. Induction of cytotoxic T-lymphocytes specific for a syngeneic tumor expressing the E6 oncoprotein of human papilloma virus type 16. J Immunol 1992 ; 148 : 2517-21.

Biomed & Pharmacother 1999 ; 53 : 424-31
© 1999 Éditions scientifiques et médicales Elsevier SAS. All rights reserved

Original article

HPV-16 E7 but not E6 oncogenic protein triggers both cellular immunosuppression and angiogenic processes

H. Le Buanec[1], R. D'Anna[1], A. Lachgar[1], J.F. Zagury[1], J. Bernard[2], D. Ittelé[2], P. d'Alessio[3],
S. Hallez[4], C. Giannouli[4], A. Burny[4], B. Bizzini[1], R.C. Gallo[5], D. Zagury[1]

[1] Laboratoire de Physiologie Cellulaire, Université Pierre et Marie Curie, 4, place Jussieu, Tour 32, BP 198, 75005 Paris;
[2] Institut Jean-Godinot, Reims; [3] CHU Necker, Paris, France; [4] Laboratoire de Chimie Biologique, Département de Biologie Moléculaire,
Université Libre de Bruxelles, Rhodes-Saint-Genèse et Institut Jules-Bordet, Brussels, Belgium;
[5] Institute of Human Virology, Baltimore, MD, USA

Summary – HPV-16 E6 and E7 oncoproteins impair the cell cycle in human uterine cervix carcinoma cells (HUCC) by acting on p53 and retinoblastoma proteins, respectively. We recently reported that E7 released into the extracellular compartment by HUCC SiHa cells could inhibit immune T-cell response to recall and alloantigens by a mechanism involving an overproduction of the immunosuppressive IFNα by antigen presenting cells (APCs). In this study, we found that besides E7, E6 protein and the vascular endothelium growth factor (VEGF) were released into the SiHa cell supernatants, and we further showed that extracellular E7 but not E6 oncoprotein 1) inhibits the immune cell response to recall and alloantigens, and 2) enhances the release of angiogenic cytokines, including TNFα, IL-1β and IL-6 by macrophages and/or dendritic cells. VEGF unexpectedly released by cancer cells could also contribute to angiogenesis. Thus in HUCC the same E7 oncoprotein which contributes to controlling the cancer cell cycle has the means in its extracellular configuration to contribute to microenvironmental immunosuppressive and angiogenic processes. Neutralizing anti-E7 antibodies either passively administered or induced by active immunization could represent a new immunotherapeutic endeavour to combat the immunosuppression and/or neoangiogenesis effects of extracellular E7 protein. © 1999 Éditions scientifiques et médicales Elsevier SAS

angiogenic processes / E6/E7 oncoproteins / HPV-16 / immunosuppression / uterine cervix cancer / vaccine

Growth of malignant tumors is dependent on the impairment of regulatory mechanisms controlling cell proliferation, but also on the development of a stroma with characteristic features. The connective tissue surrounding cancer cells harbors both immune cells described as tumor infiltrating lymphocytes (TIL) [1], whose response to cancer antigens is inhibited [2], and a dense vascular network originating from in situ neoangiogenesis.

The lack of cellular immune response anticipated by the concept of 'immune surveillance escape' postulated by Burnet [3] has been recently investigated in HUCC. It was shown that the HPV-16 E7 oncoprotein, expressed by the cancer cells and known to interfere with the cell regulatory mechanisms by blocking the retinoblastoma (RB) protein [4, 5], could in its extracellular configuration also inhibit in vitro immune T-cell response to recall antigens (PPD and TT), anti-CD3 antibodies (Abs) and allogenic antigens [6]. The E7-induced immunosuppression was found to be due at least in part to an overproduction of IFNα by macrophages and/or dendritic cells (DC) [6].

Vascular angiogenesis occurs during embryonic development, female reproduction, wound healing, and in pathological instances including rheumatoid arthritis, other autoimmune diseases and tumor growth. The vital role of the capillary network in feeding malignant cells and metastases has been recently stressed by Juda Folkman, who designed a strategy to combat tumor growth by targeting the locally angiogenic blood vessels with angiostatin [7] and endostatin [8]. Neoangiogenesis has been investigated both in vivo and in vitro [9, 10]. It implies multiple stages including lysis of cellular matrix, proliferation of endothelial cells (EC), their activation with expression of cell surface adhesion molecules including ICAM-1, VCAM-1 and E-selectin, and their migration (sprouting). In malignant tumors, paracrine regulatory factors released by various stromal cell types, including activated macrophages [11-13] and EC [13], but also in some instances by cancer or precancerous cells themselves [13], could contribute to these interdependent processes. The VEGF controlling EC proliferation [14, 15] is mainly secreted by these cells, though its release by some cancer cells including gliomas has also been described [16-18]. Other angiogenic cytokines, namely TNFα, IL-1β and IL-6 secreted by activated macrophages or dendritic cells, were reported to induce angiogenesis in vivo [11] or expression ex vivo of cell adhesion molecules by endothelial cells, among them ICAM-1, VCAM-1 and E-selectin [19, 20]. TNFα, IL-1β and IL-6 also ex vivo increase the release of VEGF by human umbilical vascular endothelial cells (HUVEC) [21]. It is noteworthy that in cancer patients, particularly in women with uterine cervix carcinoma (UCC), serum TNFα levels are elevated [22].

As E7, HPV-16 E6 oncoprotein is synthesized by HUCC cells, where it impairs the cell cycle by interfering with the p53 protein [23]. Since E6 is also released into the extracellular compartment (not shown), we questioned whether 1) this protein could play a role, as E7, in the paracrine immune suppressive processes [6], and 2) either E6 protein, E7 protein or both could contribute to the tumoral neoangiogenic processes occurring in malignant tumors. In this study, we report that, like extracellular Tat (Tat-Toxin) [24, 25], extracellular E7 but not E6 oncoprotein triggers a cellular immunosuppression and strongly enhances the release by macrophages or DCs of major angiogenic cytokines, namely TNFα, IL-1β and IL-6. Furthermore, we found that in addition to the production of E7 protein, uterine cervix cancer cells may contribute to tumor angiogenesis by releasing the growth factor VEGF.

MATERIALS AND METHODS

Reagents

• HPV-16 E7 and E6 recombinant proteins were expressed in *Escherichia coli* and purified by affinity chromatography as described [26].
• Antibodies (Abs): Hyperimmune HPV-16 E7 antisera were raised in Bouscat rabbits; Murine anti-CD3 Abs were purchased from Ortho Diagnostics (Roissy, France); mouse IgG1 Abs from Coulter (Margency, France); Anti-CD54 (ICAM-1) monoclonal Ab from R&D (Abingdon, UK); and VCAM-1, E-Selectin monoclonal Abs, and fluorescein (FITC)-conjugated AffiniPure F(ab)2 fragment Goat Anti-Mouse IgG from Immunotech (Marseille Luminy, France).
• Cytokines and activators: Recombinant IFNγ was a gift from Professor A. Turano (Brescia, Italy); tuberculin purified protein derivative (PPD), a gift from Institute Mérieux (France), and IL4 a gift from Roussel-Uclaf (Paris); IL-1β and TNFα were purchased from R&D, and Endothelial Cell Growth Factor (ECGF) from SIGMA (St Quentin Fallavier, France).

• Enzyme-linked immunosorbent assay (ELISA) kits used to detect cytokines in culture supernatant (SN) were purchased from RD.

Cells

The SiHa cell line was obtained from the American Type Culture Collection (ATCC) (Rockville, MD). This cell line derived from a human carcinoma of the cervix [27], and synthesizes HPV-16 E6 and E7 oncogenic proteins. These cells were maintained in Eagle's modified essential medium containing 10% fetal calf serum (FCS); 8-10 x 10^6 cells were incubated overnight with 1 mL of serum-free culture medium. The cell count was similar before and after incubation. Further, Giemsa staining showed that pre- and post-incubation cells were morphologically normal but with a more basophilic cytoplasm and larger nucleoli in post-incubation cells. The SN was collected by centrifugation at 1,500 rpm for 5 min and the SN recentrifuged at 3,000 rpm for 15 min to remove cell debris.

The HeLa 3T1 cell line was a gift from Dr Pavlakis (NCI/NIH, Bethesda). These cells were maintained in RPMI 1640 containing 10% FCS, and cell culture SN was obtained as with SiHa cells.

HUVEC were collected after normal deliveries from non-hypertensive, non-diabetic and non-smoking women. Following dissociation with collagenase (ATGC, Noisy le Grand, France), cells were plated in 25 cm^2 culture flasks and grown in 5% CO_2 humidified air at 37 °C. Cells were cultured according to Jaffe [28] using Medium 199 (with 25 mL HEPES) containing 10% (v/v) FCS. At confluence, cells were passaged using trypsin/EDTA. After the first passage, the culture medium described above was supplemented with 1% ECGF. Cells were identified as endothelial cells by their typical cobblestone appearance under optical microscopy and by positive fluorescence using a fluorescein-conjugated *Ulex europaeus* agglutinin I [29]. HUVEC were used between the second and sixth passage, at the subconfluent stage. A variant sub-line of HUVEC originally obtained from the ATCC and which has become both anchorage- and growth factor-independent was used in some experiments (flow cytometry). These cells were kept in culture as the freshly obtained HUVEC, but without ECGF supplementation. Endothelial cells (EC) were seeded at 2 to 4 x 10^4 cells per cm^2 in 25 cm^2 culture flasks, grown to confluence and treated for 6–12 h with IL-1β (1 ng/mL) and TNF-α (1 ng/mL) for flow cytometry studies.

Human peripheral blood mononuclear cells (PBMCs): Heparinized blood was collected from healthy human volunteers and PBMCs were isolated by Ficoll/Hypaque and stimulated either by recall antigen (3 μg/mL) or anti-

CD3 Abs (1/100). In addition, PBMCs were co-cultured with purified allogenic dendritic cells at a 0.1:1 ratio in a mixed lymphocyte reaction (MLR).

Antigen presenting cells (APCs): Monocytes elutriated by countercurrent from PBMCs were used as APCs or cultured at 2.5 x 10⁶/mL in Teflon Life cell bags (Baxter, Deerfield, IL) at 37 °C in Iscove's modified Dulbecco's medium containing FCS (10%) and granulocyte/macrophage colony-stimulating factor (50 ng/mL) [30]. Monocytes differentiated into macrophages (CD14⁺, CD1a⁻) were harvested at day 6. Alternatively, monocytes were cultured in RPMI 1640 medium containing FCS (10%) and granulocyte/macrophage colony-stimulating factor (50 ng/mL) plus IL-4 (1,000 units/mL). At day 6, these cells showed typical differentiated dendritic morphology (CD14⁻, CD1a⁺). Characterization of purified APC was performed by flow cytometry.

E7 and E6 pretreatment: PBMCs, macrophages or DCs were incubated in serum-free HL-1 medium with (experimental) or without (control) E7 or E6 protein at various concentrations (100–800 nM) for 2–3 h at 37 °C before activation. Macrophages were also incubated in SiHa SN in the presence or absence of Ab anti-E7.

Assays

T-cell proliferation was measured by ³H-Thymidine incorporation as described [31].

Titration of IFNα was assayed in culture SN by the standard biological test using MDBK cells and VSV [32].

ELISA: Detection of cytokines in cell culture SN was performed according to manufacturer's protocols.

Fluorescense-activated cell sorter (FACS) analysis was used for detection of ICAM-1 VCAM-1 and E-selectin: Control and cytokine-treated HUVEC were collected (after 5 min exposure to collagenase), washed, counted and incubated for 1 h at 37 °C in PBS (0.5% BSA and 0.1% sodium

azide) containing either anti-CD54 (ICAM-1), VCAM-1 and E-Selectin monoclonal antibody, or mouse IgG1 as isotypic control. After two washings, the cells were further incubated for 30 min on ice with a goat anti mouse F(ab)2 secondary antibody FITC, washed, fixed in 2% paraformaldehyde and analyzed for fluorescence on a FACScan fluorescence cytometer (Becton-Dickinson, Erembodegem, Belgium). Results were analyzed using WinMDI software.

RESULTS

Immunosuppressive and angiogenic cytokines released by stromal and HUCC cells

Since cytokines can be secreted by different cell types, we first investigated the ex vivo release of immunosuppressive or angiogenic cytokines by resting or activated macrophages, DCs and Ecs, as well as by HUCC SiHa and HeLa cells (table I). Production of IFNα immunosuppressive cytokine is induced in macrophages and DCs only following LPS or IFNγ activation [24]. Interestingly, cultured resting macrophages, when pretreated by HPV-16 E7 but not E6 protein, also release high levels of IFNα.

TFNα, IL-1β and IL-6 angiogenic cytokines which activate cellular adhesion molecule expression of ECs (table I) are chiefly produced by activated macrophages. TNFα is also released by IFNγ-activated DCs. Finally, ECs produce low levels of TNFα and Il-1β.

VEGF produced normally by ECs which induce their proliferation is also produced by cancer cells, including gliomas and, remarkably, by HUCC SiHa and HeLa cells. We found that SiHa cells (10⁷/mL) released in 24 h about 5,000 pg of VEGF. Alveolar or peritoneal macrophages can also release VEGF [36].

Table I. Role of cytokines in immunosuppressive and angiogenic processes.

Cytokine	Main cell producers	Usual inducers	Role in immunosuppressive and angiogenic processes	References
IFNα	Macrophages, DCs	LPS, IFNγ	Inhibition of T-cell response to antigens	[24]
TNFα	Macrophages, DCs	LPS, IFNγ	↑ Expression of cellular adhesion molecules (ICAM-1; VCAM-1; E-selectin)	[11, 20, 33]
IL-1β	Macrophages ECS	LPS, IFNγ LPS, IL-1, TNFα	– –	[11, 20, 33] [11, 20, 34]
IL-6	ECs Macrophages	IL-1, TNFα LPS, IFNγ	Angiogenic processes –	[11, 35] [11, 33]
VEGF	ECs Cancer cells Alveolar or peritoneal macrophages		EC proliferation –	[21] [16-18, 36] [36]

HPV-16 E7 but not E6 protein enhances the production of immunosuppressive IFNα by activated macrophages and dendritic cells

Figure 1a shows that following IFNγ stimulation, macrophages pretreated by E7 but not E6 protein strongly enhance the production of IFNα. As measured by the standard biological assay, the increase is over 5 $\log_2$ dilution compared to control samples without pretreatment. In E7-pretreated DC, IFNα production is also enhanced [6].

HPV-16 E7 but not E6 protein inhibits T-cell response to recall antigens

Figure 1b shows that when stimulated by PPD and TT, the T-cell response of human PBMCs pretreated by E7 is strongly inhibited. The inhibition is dose-dependent [6]. E6 pretreatment of PBMCs did not exercise any effect on T-cell proliferation *(figure 1b)*.

Pretreatment of DCs by HPV-16 E7 but not by E6 protein inhibits allogenic T-cell response in a mixed lymphocyte reaction (MLR)

The stimulation of PBMCs by allogenic DCs is inhibited by E7-pretreatment of these cells *(figure 1c)*. In contrast, E6-pretreated as well as untreated control DCs trigger a similar allogenic T-cell response, as measured by the 3H thymidine incorporation test *(figure 1d)*.

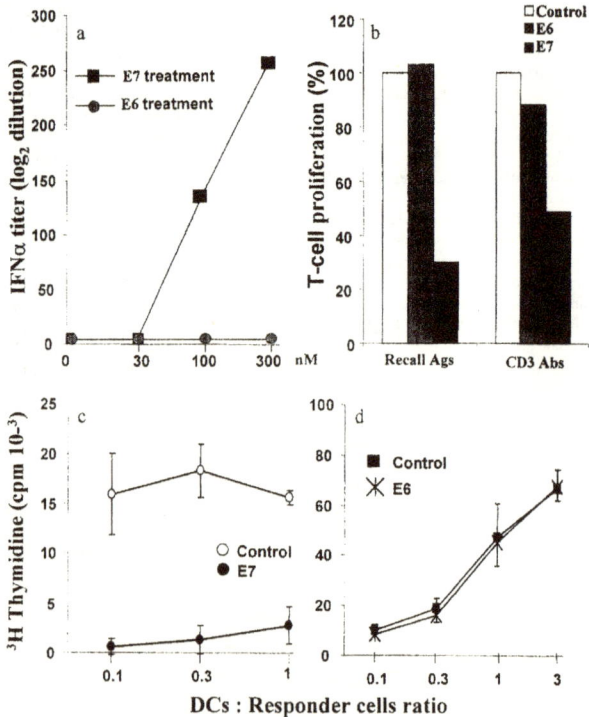

Figure 1. E7 but not E6 induced immunosuppression. a) E7 but not E6 protein induced overproduction of IFNα by macrophages as measured by the IFNα standard biological assay. In abscissa increasing concentration of E7 and E6 used for treatment and in ordinate increasing $\log_2$ dilutions of IFNα titer. b) E7 but not E6 protein inhibited T-cell proliferation in response to recall antigens (PPD and TT) and to anti-CD3 Ab. T-cell proliferation was measured by ^{3}H-thymidine incorporation and expressed as a percentage of proliferation.

H. Le Buanec et al.

**TNFα and Il-1β produced by activated
macrophages and DCs contribute to angiogenic
processes at the least by activating expression
of cell adhesion molecules**

When TNFα and IL-1β were added to EC cultures originating from either HUVEC or endothelial cell line,
expression of ICAM-1, VCAM-1 and E selectin were
increased manyfold. *Figure 2* shows the results of a representative experiment carried out with HUVEC.

**HPV-16 E7 but not E6 protein strongly
enhances release of angiogenic TNFα and IL-1β,
but also IL-6 by macrophages or DCs**

Resting macrophages do not release detectable levels of
TNFα, IL-1β and IL-6. However, E7 recombinant protein induced the production by these cells of varying
amounts of TNFα. Furthermore, E7 protein strongly
enhanced release of these three cytokines in activated
macrophages or DCs *(figure 3)*. The E7 enhancing

effect of cytokine production by macrophages was
abolished in the presence of rabbit hyperimmune anti-
E7 serum. Of interest are the SiHa cells SN containing
E7 protein [6], which also enhanced TNFα secretion by
IFNγ activated macrophages; further rabbit hyperim-
mune anti-E7 serum blocked this effect (not shown).
The production of TNFα is also strongly increased in
E7-pretreated DCs *(figure 3)*. By contrast, E6 pretreat-
ment of activated macrophages or DCs did not modify
the secretion of TNFα by these cells.

DISCUSSION

Over the decades, scientists have investigated the strategies used by cancer cells to escape immune surveillance
[3] and to trigger vascular neoangiogenesis [9], the two
vital microenvironmental features characterizing tumor
growth and metastases. The identification, purification
and functional characterization of regulatory molecules
produced by cancer and stromal cells, including intra-
cellular suppressive factors or oncogenes and extra-

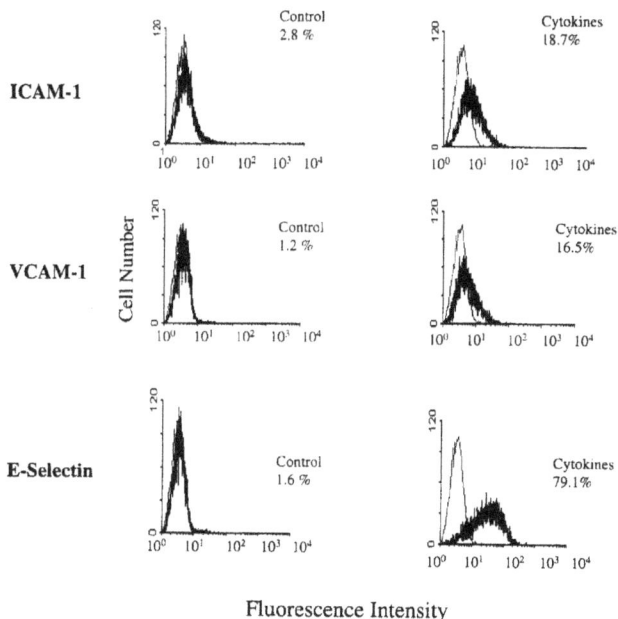

Figure 2. FACS analysis of ICAM-1, VCAM-1 and E-Selectin expression on HUVEC. Endothelial cells monolayers were incubated for 6 h with or without TNFα and IL-1β at 1 ng/mL each. At the end of the cytokine treatment, cells were harvested and analyzed for the expression of adhesion molecules by flow cytometry (see Material and Methods). Thinner lines represent basal expression (medium alone) for each molecule. These histograms are representative of six separate experiments.

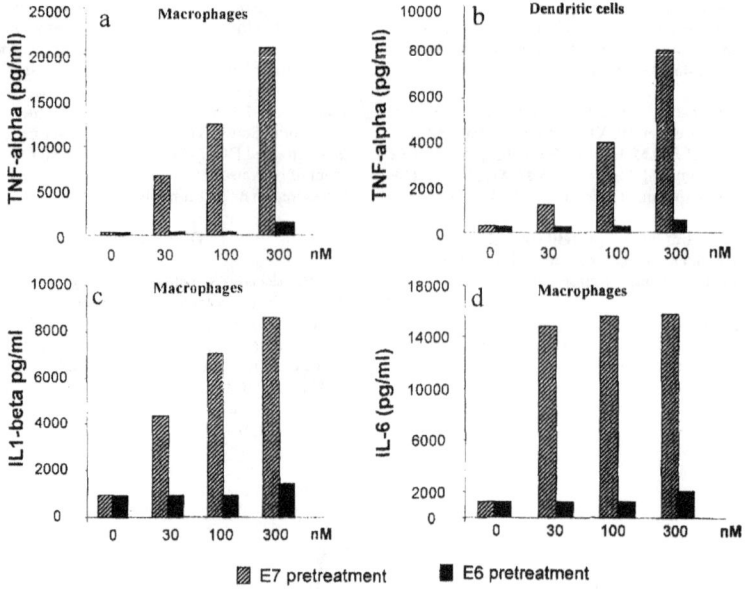

Figure 3. Angiogenic TNFα (a and b), IL-1β (c) and IL-6 (d) cytokines released by IFNγ activated macrophages (a, c and d) or DCs (b) in presence of different concentrations of E7 or E6 proteins. Cytokines were measured by ELISA and results expressed in pg/mL.

cellular cytokines, prompted scientists to consider that these regulatory proteins might play a role not only in the tumor cell growth but also in the immunosuppressive and neoangiogenic processes occurring in the cancer cell microenvironment. For instance, it has been shown that tumor cells including glioma cells released the angiogenic VEGF cytokine [16-18], and more recently that the oncoprotein HPV-16 E7 released by HUCC SiHa cells inhibited the immune response to recall and alloantigens, and induced an overproduction of the immunosuppressive IFNα cytokine [6]. In the present study we first confirmed that E7 but not E6 protein could induce a paracrine cellular immunosuppression *(figure 1)*, and further showed that E7 but not E6 protein could also trigger angiogenic processes, including overexpression of ICAM-1, VCAM-1 and E-selectin in endothelial cells by strongly enhancing the release of TNFα, IL-1β and IL-6 by macrophages and/or DCs *(figures 2 and 3)*. Remarkably, uterine

cervix cancer cells thus possess altogether the means 1) to control internally the cell cycle, thanks to oncogenic E6 [23] and E7 proteins [4, 5], and 2) to trigger in the microenvironment cellular immune suppression, due to extracellular E7 protein [6], as well as neoangiogenic processes, because of extracellular E7 and VEGF proteins. *(table 1 and figures 2 and 3)*.

Like E7, HIV-1 Tat protein assumes major regulatory functions within infected cells as a transactivating transcriptional factor and could in its extracellular configuration exercise immunosuppressive [24] as well as, as in the Kaposi sarcoma, angiogenic activities [25]. Hence we consider that in two instances at least – in HPV-16-induced HUCC and during HIV-1 infection – the release of regulatory proteins such as E7 and Tat, which could trigger cellular immunosuppression and/or angiogenic processes, may represent a strategy used by malignant or infected cells to control their microenvironment. We are currently evaluating whether a similar strategy may be used by other malignant cells, in particular by HTLV-1-induced acute T-cell leukemia (ATL) cells.

Specific antibodies neutralizing the regulatory factors released by cancer or HIV-1-infected cells should antagonize the pathogenic effects of these molecules on their microenvironment. They may represent a weapon for combating tumor cell growth. We consider that HUCC or AIDS vaccine strategies which currently target differentiation of memory CTLs [37] should additionally comprise immunogenic components to raise neutralizing Abs against immunosuppressive/angiogenic extracellular factors, namely E7 and Tat.

ACKNOWLEDGEMENTS

This work was supported by Néovacs (Paris, France) and ARS (Paris, France). We thank C. Péchenet and E. Gueorguieva for their excellent editorial assistance.

REFERENCES

1 Karpati RM, Banks SM, Malissen B, Rosenberg SA, Sheard MA, Weber JS, et al. Phenotypic characterization of murine tumor-infiltrating T lymphocytes. J Immunol 1991 ; 146 : 2043-51.

2 Young MR, Wright MA, Lozano Y, Matthews JP, Benefield J, Prechel MM. Mechanisms of immune suppression in patients with head and neck cancer: influence on the immune infiltrate of the cancer. Int J Cancer 1996 ; 67 : 333-8.

3 Burnet FM. The concept of immunological surveillance. Prog Exp Tumor Res 1970 ; 13 : 1-27.

4 Stirdivant SM, Huber HE, Patrick DR, Defeo-Jones D, McAvoy EM, Garsky VM, et al. Human papillomavirus type 16 E7 protein inhibits DNA binding by the retinoblastoma gene product. Mol Cell Biol 1992 ; 12 : 1905-14.

5 Ciccolini F, Di Pasquale G, Carlotti F, Crawford L, Tommasino M. Functional studies of E7 proteins from different HPV types. Oncogene 1994 ; 9 : 2633-8.

6 Le Buanec H, Lachgar A, D'Anna R. Zagury JF, Bizzini B, Bernard J, et al. Induction of cellular immunosuppression by the human papillomavirus type 16 E7 oncogenic protein. Biomed Pharmacother 1999 ; 53 : 323-8.

7 O'Reilly MS. Holmgren L, Chen C, Folkman J. Angiostatin induces and sustains dormancy of human primary tumors in mice. Nat Med 1996 : 2 : 689-92.

8 O'Reilly MS, Boehm T, Shing Y, Fukai N, Vasios G, Lane WS. et al. Endostatin: an endogenous inhibitor of angiogenesis and tumor growth. Cell 1997 ; 88 : 277-85.

9 Folkman J. Angiogenesis: initiation and control. Ann N Y Acad Sci 1982 ; 401 : 212-27.

10 Tobelem G. Tumor angiogenesis. Nouv Rev Fr Hematol 1990 ; 32 (6) : 405-6.

11 Sunderkotter C, Steinbrink K. Goebeler M, Bhardwaj R, Sorg C. Macrophages and angiogenesis. J Leukoc Biol 1994 ; 55 : 410-22.

12 Polverini PJ, Cotran PS, Gimbrone MA Jr, Unanue ER. Activated macrophages induce vascular proliferation. Nature 1977 ; 269 : 804-6.

13 Folkman J. The role of angiogenesis in tumor growth. Semin Cancer Biol 1992 : 3 : 65-71.

14 Plate KH, Breier G, Weich HA, Risau W. Vascular endothelial growth factor is a potential tumour angiogenesis factor in human gliomas in vivo. Nature 1992 ; 359 : 845-8.

15 Nomura M, Yamagishi S, Harada S, Hayashi Y, Yamashima T, Yamashita J, et al. Possible participation of autocrine and paracrine vascular endothelial growth factors in hypoxia-induced proliferation of endothelial cells and pericytes. J Biol Chem 1995 ; 270 : 28316-24.

16 Plate KH, Breier G, Weich HA, Mennel HD, Risau W. Vascular endothelial growth factor and glioma angiogenesis: coordinate induction of VEGF receptors, distribution of VEGF protein and possible in vivo regulatory mechanisms. Int J Cancer 1994 ; 59 : 520-9.

17 Claffey KP, Robinson GS. Regulation of VEGF/VPF expression in tumor cells: consequences for tumor growth and metastasis. Cancer Metastasis Rev 1996 ; 15 : 165-76.

18 Plate KH, Risau W. Angiogenesis in malignant gliomas. Glia 1995 ; 15 : 339-47.

19 Pigott R, Dillon LP, Hemingway IH, Gearing AJ. Soluble forms of E-selectin, ICAM-1 and VCAM-1 are present in the supernatants of cytokine activated cultured endothelial cells. Biochem Biophys Res Commun 1992 ; 187 : 584-9.

20 Cartwright JE, Whitley GS. Johnstone AP. The expression and release of adhesion molecules by human endothelial cell lines and their consequent binding of lymphocytes. Exp Cell Res 1995 ; 217 : 329-35.

21 Ko Y, Totzke G, Gouni-Berthold I, Sachinidis A, Vetter H. Cytokine-inducible growth factor gene expression in human umbilical endothelial cells. Mol Cell Probes 1999 ; 13 : 203-11.

22 Chopra V, Dinh TV, Hannigan EV. Circulating serum levels of cytokines and angiogenic factors in patients with cervical cancer. Cancer Invest 1998 ; 16 : 152-9.

23 Scheffner M, Werness BA, Huibregtse JM, Levine AJ, Howley PM. The E6 oncoprotein encoded by human papillomavirus types 16 and 18 promotes the degradation of p53. Cell 1990 ; 63 : 1129-36.

24 Zagury D, Lachgar A, Chams V, Fall LS, Bernard J, Zagury JF, et al. Interferon alpha and Tat involvement in the immunosuppression of uninfected T-cells and C-C chemokine decline in AIDS. Proc Natl Acad Sci USA 1998 ; 95 : 3851-6.

25 Ensoli B, Barillari G, Salahuddin SZ, Gallo RC, Wong-Staal F. Tat protein of HIV-1 stimulates growth of cells derived from Kaposi's sarcoma lesions of AIDS patients. Nature 1990 ; 345 : 84-6.

26 Hallez S, Detremmerie O, Giannouli C, Thielemans K, Gajewski TF, Burny A, et al. Interleukin-12-secreting human papillomavirus type 16-transformed cells provide a potent cancer vaccine that generates E7-directed immunity. Int J Cancer 1999 ; 81 : 428-37.

27 Friedl F, Kimura I, Osato T. Ito Y. Studies on a new human cell line (SiHa) derived from carcinoma of uterus. I. Its establishment and morphology. Proc Soc Exp Biol Med 1970 ; 135 : 543-5.

28 Jaffe EA. Culture and identification of large vessel endothelial cells. In: Jaffe EA, ed. Boston: Martinus Nijhoff; 1984. p. 1-13.

29 Wharton J, Gordon RF, Power, Polak JM. Microscopic methods of investigating endothelium. In: Warren, JB, ed. The endothelium: An introduction to Current Research. New York: Wiley-Liss; 1990. p. 253-61.

30 Sallusto F, Lanzaveechia A. Efficient presentation of soluble antigen by cultured human dendritic cells is maintained by granulocyte/macrophage colony-stimulating factor plus interleukine 4 and downregulated by tumor necrosis factor alpha. J Exp Med 1994 ; 179 : 1109-18.

31 Lachgar A, Bizzini B. Involvement of a-interferon in HIV-1-induced immunosuppression. A potential target for AIDS prophylaxis and treatment. Biomed and Pharmacother 1994 ; 48 : 73-7.

32 Rubinstein S, Familletti PC, Pestka S. Convenient assay for interferons. J Virol 1981 ; 37 : 755-8.

33 Bailly S, Ferrua B, Fay M, Gougerot-Pocidalo MA. Differential regulation of IL 6, IL 1 A, IL 1 beta and TNF alpha production in LPS-stimulated human monocytes: role of cyclic AMP. Cytokine 1990 ; 2 : 205-10.

34 Marceau F, Grassi J, Frobert Y, Bergeron C, Poubelle PE. Effects of experimental conditions on the production of interleukin-1 alpha and -1 beta by human endothelial cells cultured in vitro. Int J Immunopharmacol 1992 ; 14 : 525-34.

35 Soderquist B, Kallman J, Holmberg H, Vikerfors T. Kihlstrom E. Secretion of IL-6, IL-8 and G-CSF by human endothelial cells in vitro in response to Staphylococcus aureus and staphylococcal exotoxins. APMIS 1998 ; 106 : 1157-64.

36 Berse B, Brown LF, Van de Water L, Dvorak HF, Senger DR. Vascular permeability factor (vascular endothelial growth factor) gene is expressed differentially in normal tissues, macrophages, and tumors Mol Biol Cell 1992 ; 3 : 211-20.

37 Gao L, Chain B, Sinclair C, Crawford L, Zhou J, Morris J, et al. Immune response to human papillomavirus type 16 E6 gene in a live vaccinia vector. J Gen Virol 1994 ; 75 : 157-64.

Chapitre III : Préparation et analyse des propriétés biologiques d'un immunogène dérivé de la protéine E7$_{VPH-16}$, principe actif d'un vaccin thérapeutique anti-cancer du col utérin.

Article 4: Therapeutic vaccine to control stromal tumor-induced immunosuppression in human uterine cervix cancer. (Le Buanec H et coll., 2003)

Nous avons vu dans les articles précédents que l'oncoprotéine E7 pouvait être libérée dans l'espace extracellulaire des cellules cancéreuses dépendantes du VPH-16 tout comme la protéine Tat est relâchée par les cellules infectées par le VIH-1. Nous avons aussi montré que l'oncoprotéine E7, à l'instar de la protéine Tat, est douée de propriétés immunosuppressives, étant en mesure d'inhiber *in vitro* la réponse des cellules T aux antigènes de rappel, aux anticorps anti-CD3 et aux antigènes allogéniques, cet effet étant dû pour une part au moins à l'induction d'une surproduction d'IFNα .

Il est donc apparu que la protéine E7 pouvait être un candidat de choix pour la production d'un vaccin anti-HUCC. Néovacs a donc engagé, dès 1999, un programme de recherches en vue du développement d'un vaccin propre à induire des anticorps dirigés contre la protéine immunosuppressive E7$_{VPH16}$.

Les articles composant ce chapitre exposent les résultats de l'étude préclinique qui a permis de caractériser un immunogène anti-E7, dérivé de la protéine E7 par délétion de la séquence DLYCYE (21-26). Ce toxoïde est dépourvu des propriétés toxiques de la protéine native. De plus, cet immunogène, en émulsion dans l'adjuvant de SEPPIC (ISA 51), induit la formation d'anticorps neutralisant la protéine E7 native. Nous montrons, dans ce travail, que chez la souris, l'immunisation anti-E7, pratiquée avant (vaccin préventif) ou après (vaccin thérapeutique) la greffe de cellules murines tumorales C3 E7 dépendantes, empêche la prolifération tumorale de ces cellules, observée chez toutes les souris contrôles non immunisées.

Cellular and Molecular Biology™ 49 (4), 667-671
Printed in France

ISSN 0145-5680/03
2003 Cell Mol. Biol.

THERAPEUTIC VACCINE TO CONTROL
STROMAL TUMOR-INDUCED IMMUNOSUPPRESSION
IN HUMAN UTERINE CERVIX CANCER

H. LE BUANEC[1,✉], L. COHEN[1], S. PATURANCE[2], A. BURNY[3], R.C. GALLO[4] and D. ZAGURY[1]

[1,✉] Laboratoire de Physiologie Cellulaire, Université Pierre et Marie Curie, 75015 Paris, France
Fax: +33 (0)1 53 10 93 03; E-mail: lebuanec@ccr.jussieu.fr
[2] Institut Jacques Monod, Paris, France
[3] Laboratoire de Chimie Biologique, Département de Biologie Moléculaire, Université Libre de Bruxelles,
Rhodes-Saint-Genèse et Institut Jules Bordet, Bruxelles, Belgium
[4] Institut of humanvirology, University of Maryland, Baltimore,
725 W. Lombard Street, 3rd Floor, Baltimore, MD 21201-1192, USA

Received June 5, 2003 Accepted June 6, 2003

Abstract - Cancer cells may escape immune surveillance by secreting in their microenvironment soluble factors that may locally paralyze the stromal effector immune cells. In the human uterine cervix cancer, HPV-16 E7 protein, released in the stroma, should contribute to cancer cells immune escape since this protein inhibits the cellular immune response to recall antigens or alloantigens and strongly enhances the release of immunosuppressive cytokines by APCs. This prompted us to prepare a therapeutic vaccine triggering anti-E7 neutralizing Abs to antagonize the E7-induced stromal immunosuppressive effects and allow cellular immune reaction towards cancer cells including specific CTLs, induced by conventional vaccine, to be effective. Since HPV-16 is a mucosotropic virus, this therapeutic vaccine has been prepared to generate systemic as well as mucosal immunity.

Key words: Immunosuppression, E7 oncoprotein, HPV-16, uterine cervix cancer, vaccine

INTRODUCTION

Cloning, production and purification of associated antigen with tumor cells (TAA) or specific antigen of these cells (TSA) led to development of cancer vaccines within the last two decades. While multiple phase I and II vaccine trials using various tumor antigens (2) provided evidence for safety and immunogenicity, up to now, none of these vaccines exhibited efficacy.

One proposed mechanism of the absence of vaccine efficacy is the release, by tumor cells into their microenvironment, of soluble factors, leading to the inhibition of the cellular immune response to cancer antigens observed in these patients (1). These soluble factors may be immunosuppressive or apoptotic cytokines, such as TGFβ, IL-10, IFNα and TNFα, but also viral proteins or as yet unidentified regulatory molecules, that mainly exert their effects via cytokine mediators overproduced by stromal cells.

In this study on human cervix carcinoma (HUCC), we investigated the factors which could induce immunosuppression within the tumor. We found that the oncogenic E7 but not E6 protein in its extracellular configuration, acting as a true viral immunosuppressive toxin, inhibits antigen stimulated immune T cells (4).

In order to combat the E7-induced immunosuppression prevailing in the microenvironment of the HUCC cells, we propose to trigger neutralizing Abs against the extracellular E7 protein. For this purpose, we prepared a vaccine containing an E7-derived immunogen, biologically devoid of the toxic effects of the native protein.

Appropriately administered, E7-derived immunogen (E7 toxoid) could both trigger an anti-E7 Ab reaction to neutralize the extracellular immunosuppressive E7 protein and a specific cellular reaction to lyse E7-expressing cancer cells.

MATERIAL AND METHODS

Reagents

E7 wild-type protein and E7 toxoid: HPV-16 E7 wild-type protein and HPV-16 E7 toxoid are recombinant protein expressed in *Pichia pastoris* (a gift from Dr A. Bollen, ULB, Bruxelles, Belgium). E7 toxoid is a mutant protein obtained by the deletion of the DLYCYE sequence (21-26) of the CRII domain, stabilised by a 0.02 M of glutaraldehyde

(Sigma, France) for 5 min. Tuberculin purified protein derivative (PPD) and tetanus toxoid (TT) were a gift from Institut Merieux (Lyon, France). Murine anti-CD3 Abs was purchased from Beckman Coulter (France).

Recombinant human and murine cytokines were purchased from PeproTech (Rocky Hill, N.J.).

ISA51 (incomplete Freund adjuvant) and IMS1113 were supplied by Seppic (Paris, France).

Cells

Human PBMCs were isolated on Ficoll/Hypaque from heparinized blood and stimulated with PPD and TT (3 µg/ml) or anti-CD3 Abs (50 ng/ml). Monocytes, elutriated by counter current from PBMCs, are differentiated into macrophages as described (5). PBMCs were incubated in serum-free HL-1 medium (Cambrex, Belgium) with 5 µg/ml E7 protein and E7 toxoid for 2 hr at 37°C before activation as described (5). The E7-expressing C3 tumor cell line was provided by Pr A. Burny (ULB, Bruxelles).

C3 cells were grown in RPMI 1640 (SIGMA, France) containing additives, maintained at 37 °C in humidified air containing 5% CO_2. Before injection, cells were trypsined and washed in serum free medium.

Animal experimentation

Swiss mice of 20 g body weight were used for toxicity determinations. 6 weeks old female C57BL/6 (H-2^b) mice were used for immunizations. Mice were purchased from Charles River (France).

–*Immunizations*: Two different immunizing protocols were applied:
• A protocol to induce a systemic immunity: mice (10 mice per group) were injected on days 0, 7, 14, 21 and 42 with 10 µg of the E7 toxoid as an emulsion in ISA51 by IM route. At day 0, 1 µg of murine GM-CSF and murine IL-2 were administered with the toxoid. Control mice were given repeated injections of an emulsion in ISA51.
• A protocol to induce both a systemic and mucosal immunity: mice (10 per group) were nasally immunized with 2 µg of immunogen in IMS1113 on days 0, 7, 14, 21 and 42, while mice were anaesthetized by intraperitoneal injection of 250 µl of avertin solution, which was prepared by dissolving avertin 5:3 (wt/vol) in tert-amyl alcohol and diluting this stock 1:80 in warmed (37°C) Dulbecco's phosphate-buffered saline [D-PBS (pH 7.3): 2.7 mM KCl, 1.5 mM KH_2PO_4, 136 mM NaCl, 8.1 mM Na_2HPO_4] immediately before use. Mice were also given on days 0, 21 and 42 10 µg of the E7 toxoid as an emulsion in ISA51. At day 0, 1 µg of murine GM-CSF and murine IL-2 were administered with the toxoid for the both routes.

– *Collection of blood and vaginal secretion*: Samples of plasma and vaginal washes were collected from individual mice 1 day before the primary immunization (day 0), 8 days after the last immunization. Plasma samples were obtained following centrifugation of blood collected by retro-orbital puncture under mild anaesthesia. Vaginal washes were collected by flushing the vaginal vault five times with 50 µl of sterile phosphate-buffered saline (PBS). Mucosal secretions and plasma samples were stored at -70°C and -20°C, respectively, until assayed for antibody activity.

Assays

– *Acute toxicity*: 12 mice each received 1 mg of E7 toxoid by intramuscular (IM) injection. Animals were observed for 7 days. Toxicity was evaluated by weight curve, temperature curve and alteration behaviour. At the end of the observation period, animals were sacrificed and the organs including brain, lungs, heart, liver stomach, spleen, gut and bladder, were examined macroscopically. Mice receiving one injection of phosphate-buffered saline (PBS) were used as control animal.

– *Chronic toxicity*: 12 animals were each given approximately three human doses (200 µg) of E7 toxoid every 3 days for 15 days and observed for 1 month. The same examinations were carried out as for acute toxicity. Control mice were given repeated injections of PBS.

– *IgG and IgA antibody responses*: Wells of flat-bottom microplates (96 wells; Nunc) were coated overnight at 4°C with HPV-16 E7 protein in PBS (pH 7.4). After washing with PBS-0.1% Tween 20, PBS containing 2% newborn bovine serum (Sigma) was added (1h30 min at 37°C). The blocking solution was replaced with 100 µl of sera diluted from 1:500 to 1:1,000,000 in PBS-2% newborn bovine serum-0,1% Tween 20, and the plates were incubated at 37°C for 90 min. Bound antibodies were detected with goat anti-mouse IgG (diluted 1:1,000) conjugated to horseradish peroxidase (Sigma). The experimental procedure for anti-IgA determination was identical to that for the detection of anti-HPV-16 E7 IgG, except that the vaginal secretions were diluted from 1:10 to 1:800. Bound antibodies were detected with goat anti-mouse IgA (diluted 1:1,000) conjugated to horseradish peroxidase (Sigma). IgG and IgA antibody titer has been expressed as the reverse of the serum dilution that gives in ELISA an O.D. ≥0.3.

– *Measurement of the anti-E7 Ab neutralizing capacity of sera*: The inhibition percentage of the E7 protein activity was measured as following. Serum free medium, added with 100 nanogram of native E7 per ml was pre-incubated for 90 min, at 37°C, with 1:50 of serum collected before and after immunization. The pre-incubation medium was subsequently added to macrophages, previously activated for 16 hr with IFNγ. After 24 hr-culture, supernatants were harvested and the quantity of TNFα produced determined by an ELISA Test (Duosel DTA 50, R&D). The result are given in % neutralisation.

– *Cell-mediated immunity assay*: Tests were performed in triplicate using 96-well plates with round bottom wells. Purified splenocytes from control and immunized mice were cultured with native E7 at 5 µg/ml at 37°C, for 3 days in 3% FCS medium. For the last 18 hr-culturing, ^{3}H-thymidine was added to 1 µCi concentration per well. After being harvested with a Dynatech Automash 2000, the ^{3}H-thymidine incorporated in the cells was determined with the aid of a β-counter (Betamatic, Kontron). Data presented as stimulation index (SI) were calculated as: SI = experimental mean value/control mean value

– *In vivo prevention of E7 dependent C3 tumor cell growth*: To assess the therapeutic ability of E7 toxoid against the outgrowth of syngenic C3 tumor cells, 2 groups of mice (10 per group) were injected subcutaneously in the flank with 7×10^3 cells followed 3 days later by vaccination with the adjuvant alone or the E7 toxoid. The tumor growth is assessed once a week by the measurement of the tumor surface.

RESULTS AND DISCUSSION

In order to be therapeutically effective against uterine cervix carcinoma, an anti-E7 vaccine should comprise an immunogenic preparation all together stable, safe and able to generate an specific immune reaction to the native E7 protein (high neutralizing Abs and strong cellular responses anti-E7 protein). Furthermore, this therapeutic vaccine must induce both systemic and mucosal immunity to optimally combat E7-expressing cancer cells in the mucosa of the uterine cervix. E7 toxoid comply with these requirements.

Stability of the E7 toxoid preparation

E7 toxoid was stored at 4°C for 6 months. We observed no change in the electrophoretic behavior.

Safety of the E7 toxoid vaccine

– *Animal toxicity*: In mice receiving either one injection of 1 mg (acute toxicity) or repeated injections of 200 µg of

E7 toxoid (chronic toxicity), the growth curve of E7 toxoid treated mice was comparable to that of untreated mice. The temperature curve was not altered and, at autopsy, no macroscopic abnormalities were apparent in the various organs explored.

– *In vitro immunotoxicity*: Native E7 protein can hardly be administered to humans as a vaccine preparation because of its deleterious inhibiting effects on the cellular immune response (4) and its carcinogenic potency (3). Thus efforts have been expanded to convert it into a detoxified, but still immunogenic protein. By suppressing the binding domain of the native E7 protein to the

Table 1   Result of anti-E7 immunization by systemic route

Mice	Serum IgG anti-E7 (x 10³)	Neutralization (%)
1	256	98
2	128	-
3	512	98
4	256	98
5	96	80
6	128	90
7	256	95
8	96	-
9	128	95
10	256	92

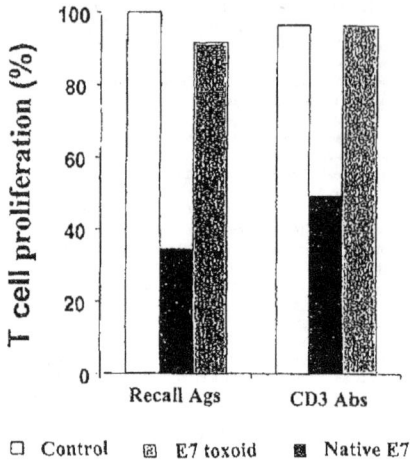

Fig. 1   Loss of immunosuppressive activity by E7 toxoid. E7 but not E7 toxoid inhibited T cell proliferation in response to recall antigens (PPD and TT) and to anti-CD3 Abs. T cell proliferation was measured by ³H-thymidine incorporation and expressed as % of proliferation.

retinoblastoma protein (pRB), extending from amino acid 21 to amino acid 26 of E7, responsible for the transforming activity of the native E7 protein, we blocked also the immunosuppressive activity of this protein. This E7 mutant has been treated with glutaraldehyde to improve its stability. While pre-treatment by native E7 protein of recall antigens and anti-CD3 Abs stimulated PBMCs strongly inhibited the T cell proliferation, pre-treatment by E7 toxoid did not exercise any effect on the T cell response (Fig. 1).

Immune response to E7 toxoid

E7 toxoid is able to induce both a strong systemic specific humoral and cellular immune response. High anti-E7 IgG antibody titers with neutralizing capacity were indeed detectable in the sera of the immunized mice (Table 1). Moreover this E7 toxoid triggered a specific mucosal IgA and neutralizing serum IgG anti-E7 antibody responses, when combined with cytokine (1 μg of murine GM-CSF and IL-2) and administered simultaneous by both intramuscular and intranasal routes (Table 2).

Worth reporting too is that along with IgG antibodies, a specific cellular immune response was also induced, since treatment of splenocytes from anti-E7 immunized mice with E7 protein gave higher stimulation index than splenocytes from control mice (Fig. 2).

Table 2   Result of anti-E7 immunization by both systemic and nasal route

Mice	Serum IgG anti-E7 (x 10³)	Neutralization (%)	Vaginal Secretion IgA anti-E7
1	96	74	320
2	128	95	240
3	96	83	80
4	64	50	640
5	64	68	160
6	32	-	320
7	96	78	160
8	96	-	80
9	128	95	160
10	96	-	40

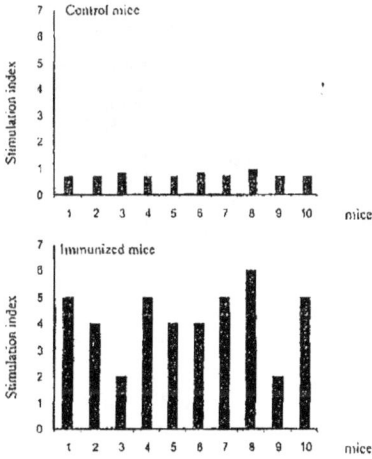

Fig. 2 Cellular immunity to E7 protein. Purified splenocytes from control and immunized mice were cultured with native E7 at 5 µg/ml. T cell proliferation was measured by ³H-thymidine incorporation and expressed as stimulation index (SI). SI = experimental mean value/control mean value.

Prevention of E7 dependent C3 tumor cell growth

When mice were injected subcutaneously in the flank with 7×10^3 E7 expressing C3 cells, tumor growth was obtained in 21 days. In separate experiments, the tumor inoculum was titred and the cell number used in this study represents the smallest dose giving a reliable 100 % take of tumor in unimmunized animals. To test therapeutic ability of E7 toxoids to prevent the progression of growth tumors, 2 groups of 10 mice were grafted in the flank with 7×10^3 C3 cells followed 3 days later by systemic administrations of the adjuvant alone or the E7 toxoid. At day 21, the tumor-take rate in control mice was 100 % (10 of 10 mice), while only 2 of 10 immunized mice developed a tumor (Fig. 3). The other immunized mice remained tumor-free for at least 3 months after tumor cell injection. This data shows that the toxoid preparation can trigger an effective therapeutic anti-tumoral response.

In conclusion, E7 toxoid may be considered as a suitable therapeutic vaccine to inhibit the local immunesuppression surrounding the HUCC cells and prevent the progression of early infected cells and the development of malignant disease. As such, this immunogen, appropriately administered to trigger a mucosal reponse, should represent a valuable candidate vaccine component to prevent and/or combat uterine cervix carcinoma.

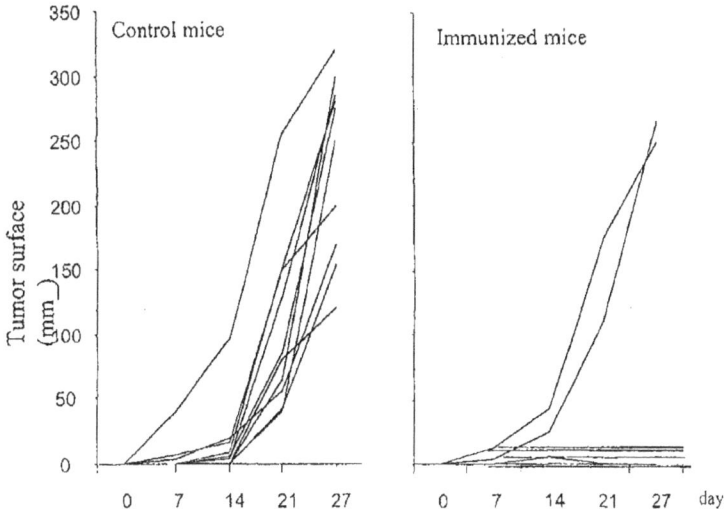

Fig. 3 Kinetics of tumor development. Mice were injected s.c. with 7×10^3 C3 cells, followed 3 days later by systemic administrations of adjuvant alone (control group) or E7 toxoid (immunized group). Each experiment involved 10 mice. Tumor growth on the skin surface was monitored by measurements of the tumor surface.

Acknowledgements – This work was supported by Néovacs (Paris, France).

REFERENCES

1. Botti, C., Seregni, E., Ferrari, L., Martinetti, A. and Bombardieri, E., Immunosuppressive factors: role in cancer development and progression. *Int. J. Biol. Markers* 1998, 13: 691951-691998.

2. Chen, C.H and Wu, T.C., Experimental vaccine strategies for cancer immunotherapy. *J. Biomed. Sci.* 1998, 5: 231-252.

3. Jewers, R.J., Hildebrandt, P., Ludlow, J.W., Kell, B. and McCance, D.J., Regions of human papillomavirus type 16 E7 oncoprotein required for immortalization of human keratinocytes. *J. Virol.* 1992, 66: 1329-1335.

4. Le Buanec, H., Lachgar, A., D'Anna, R., Zagury, J.F., Bizzini, B., Bernard, J., Ittele, D., Hallez, S., Giannouli, C., Burny, A. and Zagury, D., Induction of cellular immunosuppression by the human papillomavirus type 16 E7 oncogenic protein. *Biomed Pharmacother.* 1999, 53: 323-328.

5. Zagury, D., Lachgar, A., Chams, V., Fall, L.S., Bernard, J., Zagury, J.F., Bizzini, B., Gringeri, A., Santagostino, E., Rappaport, J., Feldman, M., Burny, A. and Gallo, R.C., Interferon a and Tat involvement in the immunosuppression of T cells and C-C chemokine decline in AIDS. *Proc. Natl. Acad. Sci. USA* 1998, 95: 3851-3856.

DISCUSSION ET CONCLUSION

Le groupe de Recherche de Néovacs est engagé depuis 1993 dans le développement de vaccins propres à contrôler les anomalies immunitaires ou vasculaires qui caractérisent le microenvironnement stromal des tissus pathologiques de maladies virales telles le SIDA et de certains cancers. Ces dérèglements apparaissent nécessaires à la survie des cellules infectées ou cancéreuses de ces tissus et contribuent à la pathogenèse et à l'évolution de ces affections graves. Ainsi l'absence de R.I. cellulaire observée au sein des tissus lymphoïdes colonisés par le VIH-1 permet aux cellules infectées de répliquer leur virus et de se propager librement (Zagury D, 1997); de même les recherches que j'ai effectuées au sein de Néovacs illustrent que ce type d'immunosuppression stromale peut être également rencontré dans certaines tumeurs malignes, comme le cancer du col utérin et permettre aux cellules cancéreuses d'échapper à la réponse immunitaire tueuse de l'hôte, proliférer, envahir les tissus sains et plus tard métastaser. Face à ce contexte physiopathologique, la logistique adoptée par Néovacs pour combattre les anomalies du microenvironnement stromal comporte deux étapes, l'une analytique et l'autre préparative.

La première étape a consisté en l'identification des facteurs du microenvironnement susceptibles d'induire les dérèglements stromaux pathogènes associés à certaines affections virales ou cancéreuses. De nombreux travaux scientifiques ont montré que les anomalies stromales des tissus pathologiques de ces maladies pouvaient être induites localement par des molécules relâchées par les cellules infectées ou cancéreuses. Ces facteurs pathogènes d'origine virale, telles les protéines Tat_{VIH-1} (Ensoli B et coll., 1990) ou Tax_{HTLV-I} (Cowan EP et coll., 1997) ou d'origine cellulaire tels le facteur de croissance des cellules endothéliales VEGF (Lee JC et coll., 2000), la cytokine Il-10 (Mon N et coll., 1996) et TGFβ (Shim KS et coll., 1999) ou la protéine de régulation du cycle cellulaire p53 (Sandlcr B et coll., 1998), sont libérés anormalement par les cellules pathologiques dans leur microenvironnement et peuvent agir localement sur les cellules saines stromales, qu'elles soient immunitaires (lymphocytes et

APC) ou vasculaires (cellules cndothéliales) et en dérégler l'activité. Ainsi par ces dysfonctionnements des cellules stromales, les conditions du microenvironnement requises pour le développement des cellules malades peuvent être satisfaites.

La deuxième étape consiste en la préparation d'immunogènes «détoxifiés» dérivés des facteurs pathogènes identifiés au cours de la première étape. Ces toxoïdes représentent le principe actif de préparations vaccinales capables d'induire la formation d'Ac neutralisant les facteurs pathogènes et d'en contrôler les effets toxiques. Les toxoïdes caractérisés biochimiquement et immunologiquement font l'objet d'une étude pré-clinique destinée à évaluer leur innocuité, leur capacité à induire des Ac neutralisants et leur efficacité thérapeutique dans un modèle animal.

Les travaux que j'ai effectués sur les mécanismes et le contrôle vaccinal de l'immunosuppression stromale s'inscrivent dans la stratégie de développement de vaccins par la société Néovacs. Ils comportent deux volets.

A-Analytique : Concernant les mécanismes d'échappement immunitaire des cellules cancéreuses dépendantes du VPH-16, j'ai mis en évidence pour la première fois que la protéine $E7_{VPH-16}$ se comportait comme la protéine Tat_{VIH-1} : elle est sécrétée dans le microenvironnement des cellules cancéreuses et elle inhibe les réactions immunitaires cellulaires. A l'instar du Tat, l'immunosuppression est la conséquence de la surproduction par les APC d'IFNα et de TNFα (Le Buanec H et coll., 1999a; Le Buanec H et coll., 1999b). Ces résultats ont été par la suite confirmés par d'autres équipes de chercheurs (Lee SJ et coll., 2001). Ainsi, au cours du processus de cancérogenèse des tumeurs $E7_{VPH-16}$ dépendantes, cette protéine E7 exerce une double activité pathogène, d'une part au sein des cellules cancéreuses par ses effets oncogènes sur le cycle cellulaire (Boyer SN et coll., 1996) et d'autre part dans sa configuration extracellulaire par ses effets immunosuppressifs exercés par les cellules immunitaires non infectées dont en particulier les APC et les cellules T, et par les cytokines que ces cellules produisent. Ce pouvoir pathogène dual exercé par une protéine virale n'est pas limité au VPH-16. Ainsi que je l'ai rapporté dans l'introduction à ce mémoire, on l'observe également dans le cas de la protéine Tat_{VIH-1} qui assure la transactivation transcriptionnelle au sein de cellules infectées par VIH-1 (Haseltine WA, 1991) mais qui, dans sa configuration extracellulaire, inhibe l'activation des cellules immunitaires (Viscidi RP et coll., 1989).

De manière remarquable, ces 2 effets pathogènes induits aussi bien par la protéine E7 que par la protéine Tat sont en partie sous la dépendance d'un même site fonctionnel, respectivement la séquence 21-26 (DLYCYE) de la protéine E7 (Brokaw JL et coll., 1994) et la séquence 22-37 de la protéine Tat (Rice AP et Carlotti F, 1990; Viscidi RP et coll., 1989).

Ces mécanismes extracellulaires induits par des facteurs produits par les cellules infectées par certains virus ou par les cellules cancéreuses pourraient représenter une stratégie générale utilisée par des structures pathogènes d'origine variée cellulaire, microbienne ou allergénique pour dévier et combattre les réactions de défense immunitaire de l'hôte que celles-ci soient naturelles ou induites par vaccination conventionnelle (Zagury D et Gallo RC, 2004).

B-Préparatif: Concernant la faisabilité et le développement expérimental pré-clinique de vaccins thérapeutiques, destinés à contrôler les dysfonctionnements du stroma des tissus infectés par le VIH-1 et de celui des tumeurs malignes dépendantes du VPH-16, j'ai participé à la caractérisation biologique des immunogènes Tat toxoïde et E7 toxoïde,

B1-Tat toxoïde: Ma contribution au développement du vaccin thérapeutique anti-VIH-1 utilisant comme immunogène le Tat toxoïde préparé par le groupe de recherche de Néovacs a consisté

DISCUSSION ET CONCLUSION

- à analyser les propriétés immunobiologiques et toxicologiques de ce produit dont, en particulier, l'absence d'effets toxiques (augmentation de la production de virus par les cellules infectées et activité immunosuppressive vis-à-vis des cellules immunitaires non infectées) qui caractérisent la protéine Tat native (Le Buanec H et Bizzini B, 2000).

- à mesurer la capacité des sérums immuns provenant de souris immunisées par le Tat toxoïde administré en émulsion dans l'adjuvant incomplet de Freund (ISA51) (expérimentation animale pré-clinique)

- à mesurer dans les sérums de sujets sains (Gringeri A et coll., 1999) ou infectés (Gringeri A et coll., 1998) immunisés avec le Tat toxoïde les titres d'anticorps anti-Tat et leur capacité à neutraliser la protéine native (essais cliniques réalisés à Milan par le Professeur A. Gringeri). L'immunogène Tat toxoïde, produit par la Société Néovacs, est actuellement l'objet d'une étude clinique de phase I/II conduite par Aventis Pasteur,

B2 –E7 toxoïde : Ainsi que le rapportent les articles étayant cette thèse, j'ai mis en évidence que la protéine E7 Δ_{21-26} produite en *P. pastoris,* fournie généreusement par A. Bollen, est dépourvue des effets toxiques de la protéine native. J'ai également montré que ce mutant, administré en émulsion dans l'adjuvant de Seppic (ISA51), permet d'induire chez la souris des titres élevés en anticorps neutralisant la protéine E7 native. Ces résultats nous ont conduit à considérer ce mutant dérivé de la protéine E7 comme un toxoïde E7 pouvant constituer le principe actif d'une préparation vaccinale anti-E7 pour l'usage chez l'homme.

Mes recherches ont de plus montré que l'immunisation avec le toxoïde E7 en émulsion dans l'ISA 51 empêche l'apparition de tumeurs chez la souris ayant reçu des cellules de la lignée murine C3, cellules dont la croissance est dépendante de la protéine $E7_{VPH-16}$. Cet effet s'est révélé à la fois préventif chez des souris « challengées » après immunisation, mais également curatif chez des souris immunisées 3 jours après la greffe des cellules tumorales (Le Buanec H et coll., 2003).

DISCUSSION ET CONCLUSION

Ces données pré-cliniques autorisent la Société Néovacs à considérer la mise en place d'un essai clinique de vaccination, visant à prévenir l'apparition du carcinome cervical utérin chez des femmes présentant des lésions cervicales métaplasiques (CIN2) ou dysplasiques (CIN3) non encore cancéreuses mais dont la fréquence de réversibilité vers la normale est spontanément faible, inférieure à 20 %.

Ma contribution scientifique à la préparation et à l'étude expérimentale pré-clinique d'immunogènes dérivés des protéines Tat_{VIH-1} et $E7_{VPH-16}$ est l'objet de cette thèse. Les toxoïdes dérivant de ces protéines sont les principes actifs de candidats vaccins anti-SIDA et anti-HUCC, dont l'administration vise à contrôler les désordres immunitaires associés au microenvironnement stromal des cellules infectées ou cancéreuses. Si ces préparations vaccinales, actuellement en cours ou en passe d'essais thérapeutiques vaccinaux chez les patients, s'avéraient efficaces, elles pourraient être considérées comme de véritables prototypes de vaccins thérapeutiques susceptibles de combattre d'autres affections virales ou cancéreuses, dans lesquelles l'échappement immunitaire des cellules malades représente un élément majeur de la pathogenèse et du développement de ces maladies. L'hépatite C induite par le HCV avec sa protéine core immunosuppressive (Soguero C et coll., 2002) et les affections respiratoires syncytiales induites par le RSV, porteur de la protéine G également immunosuppressive (Preslon FM et coll., 1995), en seraient des exemples.

REFERENCES BIBLIOGRAPHIQUES

Aizawa FI, Abo T, Aiba S, Sugawara S, Kumagai K, and Tagarni H (1989). Epidermodysplasia verruciformis accompanied by large granular lymphocytosis. Report of a case and immunological studies. Arch Dermatol *125*, 660-665.

Ambrus JL, Poiesz BJ, Lillie MA, Stadler I, Di Berardino LA, and Chadha KC (1989). Interferon and interferon inhibitor levels in patients infected with varicella-zoster virus, acquired immimodeficiency syndrome, acquired immunodeficiency syndrome-related complex, or Kaposi's sarcoma, and in normal individuals. Am J Med *87*, 405-407.

Barre-Sinoussi F, Chermann JC, Rey F, Nugeyre MT, Chamaret S, Gruest J, Dauguet C, Axler-Blin C, Vezinet-Biim F, Rouzioux C, *et al.* (1983). Isolation of a T-lymphotropic retrovirus from a patient at risk for acquired immune deficiency syndrome (AIDS). Science 220,868-871.

Berneman ZN, Garteiihaus RB, Reitz MS Jr, Klotman ME, and Gallo RC (1992). cDNA sequencing confirms HTLV-I expression in adult T-cell leukemia/lymphoma and different sequence variations in vivo and in vitro. Leukemia *6*, 67S-71S.

Boon T, and Van den Eynde B (2003). Tumour immunology. Curr Opin Immunol *15*, 129-130.

Boyer SN, Wazer DE, and Band V (1996). E7 protein of human papilloma virus-16 induces degradation of retinoblastoma protein through the ubiquitin-proteasome pathway. Cancer Res *56*, 4620-4624.

Breitburd F, Ramoz N, Salmon J, and Orth G (1996). HLA control in the progression of human papillomavirus infections. Semin Cancer Biol *7*, 359-371.

Brokaw JL, Yee CL, and Munger K (1994). A mutational analysis of the amino terminal domain of the human papillomavirus type 16 E7 oncoprotein. Virology *205*, 603-607.

Burnet FM (1970). The concept of immunological surveillance. Prog Exp Tumor Res *13*, 1-27.

Chen CH. and Wu TC (1998). Experimental vaccine strategies for cancer immunotherapy. J Biomed Sci *5*, 231-252.

Chisari FV (2000). Rous-Whipple Award Lecture. Viruses, immunity, and cancer: lessons from hepatitis B. Review. Am J Pathol *156*, 1117-1132.

Chow LT, and Broker TR (1994). Papillomavirus DNA replication. Intervirology *37*, 150-158.

Clerici M, Stocks NI, Zajac RA, Boswel-1 RN, Lucey DR, Via CS, and Shearer GM (1989). Detection of three distinct patterns of T helper cell dysfunction in asymptomatic, human immunodeficiency virus-seropositive patients. Independence of CD4+ cell numbers and clinical staging. J Clin Invest *84*, 1892-1899.

REFERENCES BIBLIOGRAPHIQUES

Clerici M, and Shearer GM (1993). A THI-->TH2 switch is a critical step in the etiology of HIV infection. Immunol Today *14*, 107-111.

Clerici M, Wynn TA, Berzofsky JA, Blatt SP, Hendrix CW, Sher A, Coffman RL, and Shearer GM (1994). Role of interleukin-10 in T helper cell dysfimction in asymptomatic individuals infected with the human immunodeficiency virus. J Clin Invest *93*, 768-775.

Clerici M, Merola M, Ferrario E, Trabattoni D, Villa ML, Stefanon B, Venzon DJ, Shearer GM, De Palo G, and Clerici E (1997). Cytokine production patterns in cervical intraepithelial neoplasia: association with human papillomavirus infection. J Natl Cancer Inst *89*, 245-250.

Comerci JT Jr, Runowicz CD, Flanders KC, De Victoria C, Fields AL, Kadish, AS, and Goldberg GL (1996). Altered expression of transforming growth factor-beta 1 in cervical neoplasia as an early biomarker in carcinogenesis of the uterine cervix. Cancer Immunol Immunother *77*, 1107-1114.

Cooper KD, Androphy EJ, Lowy D, and Katz SI (1990). Antigen presentation and T-cell activation in epidermodysplasia vemiciformis. J Invest Dermatol *94*, 769-776.

Cowan EP, Alexander RK, Daniel S, Kashanchi F, and Brady JN (1997). Induction of tumor necrosis factor alpha in human neuronal cells by extracellular human T-cell lymphotropic virus type 1 Tax. J Virol *71*, 6982-6989.

de Gruijl TD, Bontkes HJ, Walboomers JM, Stukart MJ, Doekhie FS, Remmink AJ, Helmerhorst TJ, Verheijen RH, Duggan-Keen MF, Stem PL, *et ai* (1998). Differential T helper cell responses to human papillomavirus type 16 E7 related to viral clearance or persistence in patients with cervical neoplasia : a longitudinal study. Cancer Res *58*, 1700-1706.

Doorbar J, and Gallimore PFI (1987). Identification of proteins encoded by the Ll and L2 open reading frames of human papillomavirus 1a. J Virol 67, 2793-2799.

Doorbar J, Ely S, Sterling J, McLean C, and Crawford L (1991). Spécifie interaction between HPV-16 E1-E4 and cytokeratins results in collapse of the epithelial cell intermediate filament network. Nature *352*, 824-827.

Durst M, Kleinheinz A, Hotz M, and Gissman L (1985). The physical state of human papillomavirus type 16 DNA in benign and malignant genital tumours. J Gen Virol *66*, 1515-1522.

Edwards RP, Kuykendall K, Crowley-Nowick P, Partridge EE, Shinglelon HM, and Mestecky J (1995). T lymphocytes infiltrating advanced grades of cervical neoplasia. CD8-positive cells are recruited to invasion. Cancer Immunol Immunother *76*, 1411-1415.

Ensoli B, Barillari G, Salahuddin SZ, Gallo RC, and Wong-Staa! F (1990). Tat protein of HIV-1 stimulates growth of cells derived from Kaposi's sarcoma lesions of ALDS patients. Nature *345*, 84-86.

Evander M, Frazer LH, Payne E, Qi YM, Hengst K, and McMillan NA (1997). Identification of the alpha6 integrin as a candidate receptor for papillomaviruses. J Virol *71*, 2449-2456.

REFERENCES BIBLIOGRAPHIQUES

Evans EM, Mati S, Evans AS, and Borysiewicz LK (1997). Infiltration of cervical cancer tissue with human papillomavirus-specific cytotoxic T-lymphocytes. Cancer Res 57, 2943-2950.

Feltkamp MC, Smits HL, Vierboom MP, Minnaar RP, de Jongh BM, Drijfhout JVV, ter Schegget J, Melief CJ₁ and Kast WM (1993). Vaccination with cytotoxic T lymphocyte epitope-containmg peptide protects against a tumor induced by human papillomavirus type 16-transformed cells. Eur J Immunol 23, 2242-2249.

Fuchs PG, and Pfister PI (1994), Transcription of papillomavirus genomes. Intervirology 37, 159-167.

Giannini SL, Al-Saleh W, Piron H, Jacobs N, Doyen J, Boniver J, and Delvenne P (1998). Cytokine expression in squamous intraepithelial lesions of the uterine cervix: implications for the generation of local immunosuppression. Clin Exp Immunol 773, 183-189.

Gringeri A, Santagostino E, Muca-Perja M, Mannucci PM, Zagury JF, Bizzini B, Lachgar A, Carcagno M, Rappaporl J, Criscuolo M, et ai (1998). Safety and immunogenicity of HIV-1 Tat toxoid in immunocompromised HIV-1-infected patients. J Hum Virol /, 293-298.

Gringeri A, Santagostino E, Muca-Perja M, Le Buanec H, Bizzini B, Lachgar A, Zagury JF, Rappaport J, Burny A, Gallo RC, and Zagury D (1999). Tat toxoid as a component of a preventive vaccine in seronegative subjects. J Acquir Immune Defic Syndr Hum Retrovirol 20, 371-375.

Haseltine WA (1991). Molecular biology of the human immunodeficiency virus type 1. Review. FASEB J 5, 2349-2360.

Hazelbag S, Fleuren GJ, Baelde JJ, Schuuring E, Kenter GG, and Gorter A (2001). Cytokine profile of cervical cancer cells. Gynecol Oncol 53, 235-243.

Henle W, and Henle G (1977). Evidence for an etiologic relation of the Epstein-Barr virus to human malignancies. Laryngoscope 87, 467-473.

Horwitz DA, Zheng SG, and Gray JD (2003). The role of the combination of IL-2 and TGF-beta or IL-10 in the generation and fonction of CD4+ CD25+ and CD8+ regulatory T cell subsets. Review. J Leukoc Biol 74, 471-478.

Huibregtse JM, Scheffner M, and Howley PM (1991). A cellular protein mediates association of p53 with the E6 oncoprotein of human papillomavirus types 16 or 18. EMBO J 10, 4129-4135.

Jacobs N, Giannini SL, Doyen J, Baptista A, Moutschen M, Boniver J, and Delvenne P (1998). Inverse modulation of IL-10 and 1L-12 in the blood of women with preneoplastic lesions of the uterine cervix. Clin Exp Immunol 777, 219-224.

Kanegane H, Wakiguchi H. Kanegane C, Kurashige T, and Tosato G (1997). Viral interleukin-10 in chronic active Epstein-Barr vims infection. J Infect Dis Apr 176, 254-257.

Kekow J, Wachsman W, McCutchan JA, Cronin M, Carson DA, and I.otz M (1990). Transforming growth factor beta and noncytopathic mechanisms of immunodeficiency in human immunodeficiency virus infection, Proc Natl Acad Sci U S A 87, 8321-8325.

REFERENCES BIBLIOGRAPHIQUES

Kourilsky P, and Truffa-Bachi P (2001). Cytokinc fields and the polarization of the immune response. Trends Immunol *22*, 502-509.

Le Buanec H, Lachgar A, D'Anna R, Zagury JF, Bizzini B, Bernard J, Ittele D, Hallez S, Giannouli C, Burny A, and Zagury D (1999a). Induction of cellular immunosuppression by the human papillomavirus type 16 E7 oncogenic protein. Biomed Pharmacother *53*, 323-328.

Le Buanec H, D'Anna R, Lachgar A, Zagury JF, Bernard J, Ittele D, d'Alessio P, Hallez S, Giannouli C, Burny A, *et al.* (1999b). HPV-16 E7 but not E6 oncogenic protein triggers both cellular immunosuppression and angiogenic processes. Biomed Pharmacother *53*, 424-431.

Le Buanec H, and Bizzini B (2000). Procedures for preparing biologically inactive, but immunogenic HIV-1 Tat protein (Tat toxoid) for human use. Biomed Pharmacother *54*, 41-44.

Le Buanec H, Cohen L, Paturance S, Burny A, Gallo RC, and Zagury D (2003). Therapeutic vaccine to control stromal tumor-induced immunosuppression in human uterine cervix cancer. Cell Mol Biol (Noisy-le-grand) *49*, 667-671.

Lee JC, Chow NH, Wang ST, and Huang SM (2000). Prognostic value of vascular cndothelial growth factor expression in colorectal cancer patients. Eur J Cancer *36*, 748-753.

Lee SJ, Cho YS, Cho MC, Shim JH, Lee KA, Ko KK, Choe YK, Park SN, Hoshino T, Kim S, *et al.* (2001), Both E6 and E7 oncoproteins of human papillomavirus 16 inhibit IL-18-induced IFN-gamma production in human peripheral blood mononuclear and NK cells. J Immunol *167*, 497-504.

Lehtinen M, Rantala I, Toivonen A, Luoto H, Aine R, Lauslahti K, Yla-Outinen A, Romppanen U, and Paavonen J (1993). Depletion of Langerhans cells in cervical HPV infection is associated with replication of the virus. APMIS *101*, 833-837.

Levings MK, Sangregorio R, Galbiati F, Squadrone S, de Waal Malefyt R, and Roncarolo MG (2001). IFN-alpha and IL-10 induce the differentiation of human type 1 T regulatory cells. J Immunol *166*, 5530-5539.

Li CJ, Friedman DJ, Wang C, Metelev V, and Pardee AB (1995). Induction of apoptosis in uninfected lymphocytes by HIV-1 Tat protein. Science *268*, 429-431.

Luxton JC, Rowe AJ, Cridland JC, Coletart T, Wilson P, and Shepherd PS (1996). Proliferative T cell responses to the human papillomavirus type 16 E7 protein in women with cervical dysplasia and cervical carcinoma and in healthy individuals. J Gen Virol *77*, 1585-1593.

MelnickJL (1962). Papova virus group. Science *135*, 1128-1130.

Mori N, Gill PS, Mougdil T, Murakami S, Eto S, and Prager D (1996). Interleukin-10 gene expression in adult T-cell leukemia. Blood *88*, 1035-1045.

Nakagawa M, Sûtes DP, Farhat S, Sisler JR, Moss B, Kong F, Moscicki AB, and Palefsky JM (1997). Cytotoxic T lymphocyte responses to E6 and E7 proteins of human papillomavirus type 16: relationship to cervical intraepithelial neoplasia. J Infect Dis Apr *175*, 927-931.

REFERENCES BIBLIOGRAPHIQUES

Pauza CD, Trivedi P, Wallace M, Ruckwardt TJ, Le Buance H, Lu W, Bizzini B, Burny A, Zagury D, and Gallo RC (2000). Vaccination with tat toxoid attenuates disease in simian/HIV-challenged macaques. Proc Natl Acad Sci U S A 97, 3515-3519.

Picard O, Giral P, Defer MC, Fouchard M, Morel M, Meyohas MC, Lebas J, Imbert JC, Frottier J, and Salaun JJ, e. a. (1990). AIDS vaccine therapy: phase I trial. Lancet 336.

Preston FM, Beier PL, and Pope JH (1995). Identification of the respiratory syncytial virus-induced immunosuppressive factor produced by human peripheral blood mononuclear cells in vitro as interferon-alpha. J Infect Dis 172, 919-926.

Ramon G (1923). Sur le pouvoir floculant et les propriétés immunisantes d'une toxine diphtérique rendue anatoxique (anatoxine). CR Hebd Séances Acad Sci 177, 1338-1340.

Ressing ME, Offringa R, Toes RE, Ossendorp F, de Jong JH, Brandt RM, Kast WM, and Melief CJ (1996). Immunotherapy of cancer by peptide-based vaccines for the induction of tumor-specific T cell immunity. Review. Immunotechnology 2, 241-251.

Rice AP, and Carlotti F (1990). Mutational analysis of the conserved cysteine-rich region of the human immunodeficiency virus type 1 Tat protein. J Virol 64, 1864-1868.

Roseto A, Pothier P, Guillemin MC, Peries J, Breitburd F, Bonncaud N, and Orth G (1984). Monoclonal antibodies to the major capsid protein of human papillomavirus type 1. J Gen Virol (55, 1319-1324.

Rubinstein S, Familletti PC, and Pestka S (1981). Convenient assay for interferons. J Virol 57, 755-758.

Sandler B, Smimoff P, ïendelr Y, Zinder O, Zusman R, and Zusman I (1998). Specificily of polyclonal anti-p53 IgG for isolation of the solubie p53 antigen from human serum. Int J Mol Med 7, 767-770.

Shim KS, Kim KH, Han WS, and Park EB (1999). Elevated serum levels of transforming growth factor-beta 1 in patients with colorectal carcinoma: its association with tumor progression and its significant decrease after curative surgical resection. Cancer Immunol Immunother 85, 554-561.

Soguero C, Joo M, Chianese-Bullock KA, Nguyen DT, Tung K, and Hahn YS (2002). Hepatitis C virus core protein leads to immune suppression and liver damage in a transgenic murine model. J Virol 76, 9345-9354.

Spencer JV, Lockridge KM, Barry PA, Lin G, Tsang M, Penfold ME, and Schall TJ (2002). Potent immunosuppressive activities of cytomegalovirus-encoded interleukin-10. J Virology 76, 1285-1292.

Sun YN, Lu JZ, and McCance Di (1996). Mapping of HPV-11 E1 binding site and determination of other important cis elements for replication of the origin. Virology 216, 219-222.

Tindle RW (1996). Human papillomavirus vaccines for cervical cancer. Review. Curr Opin Immunol 8, 643-650.

REFERENCES BIBLIOGRAPHIQUES

Tsukui T, Hildesheim A, Schiffman MH, Lucci J 3rd. Contois D, Lawler P, Rush BB, Lorincz AT, Corrigan A, Burk RD, *et al* (1996). Interleukin 2 production in vitro by peripheral lymphocytes in response to human papillomavirus-derived peptides: correlation with cervical pathology. Cancer Res *56*, 3967-3974.

Ustav M, and Stenlund A (1991). Transient implication of BPV-1 requires two viral polypeptides encoded by the El and E2, open reading frames. EMBO J *10*, 449-457.

van der Bruggen P, Traversai! C, Chômez P, Lurquin C, De Plaen E, Van den Eynde B, K-nuth A, and Boon T (1991). A gene encoding an antigen recognized by cytolytic T lymphocytes on a human melanoma. Science *254*, 1643-1647.

Viscidi RP, Mayur K, Lederman HM, and Frankel AD (1989). Inhibition of antigen-induced lymphocyte proliferation by Tat protein from HIV-1. Science *246*, 1606-1608,

Wentzcnscn N, Vinokurova S, and von Knebel Doebentz M (2004). Systematic review of genomic integration sites of human papillomavirus génomes in epithelial dysplasia and invasive cancer of the female lower genital tract. Cancer Res *64*, 3878-3884.

Wodarz D, and Krakauer DC (2000). Defining CTL-induced pathology: implications for HIV. Virology *274*, 94-104.

Zagury D, Gagne I, Réveil B, Bernard J, Zagury JF, Saimot AG, Sarin PS, and Gallo RC (1985). Repairing the T-cell defect in AIDS. Lancet *2*, 449.

Zagury D (1997). A naturally unbalanced combat [new; comment] Nat Med. 156-7 *3*.

Zagury D, Lachgar A, Chams V, Fall LS, Bernard J, Zagury JF, Bizzini B, Gringeri A, Santagostino E, Rappaport J, *et al.* (1998). Interferon alpha and Tat involvement in the immunosuppression of uninfected T ceils and C-C chemokine decline in AIDS. Proc Natl Acad Sci USA *95*, 3851-3856.

Zagury D, and Gallo RC (2004). Anti-cytokine Ab immune therapy : present status and perspectives. Drug Discov Today *9*,72-81.

Zhang B, Spandau DF, and Roman A (2002). E5 protein of human papillomavinis type 16 protects human foreskin keratinocytes from UV B-irradiation-induced apoptosis. J Virol *76*, 220-231.

zur Hausen H (2000). Papillomavinises causing cancer: evasion from host-cell control in early events in carcinogenesis. J Natl Cancer Inst *92*, 690-698.

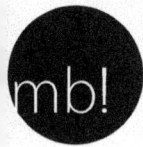

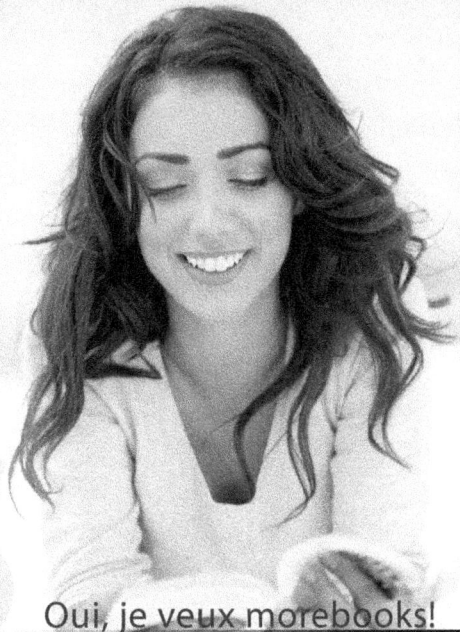

www.ingramcontent.com/pod-product-compliance
Lightning Source LLC
Chambersburg PA
CBHW020315220326
41598CB00017BA/1565